Senger/Hoffmann • Die sexuelle Kraft des Mannes

Gerti Senger • Walter Hoffmann

Die sexuelle Kraft des Mannes

und was auch Frauen darüber wissen sollten

Mit praktischen Übungen
allein und zu zweit

Deuticke

Inhalt

PRAKTISCHER TEIL

Einleitung: Die sexuelle Krise des Mannes – eine Bestandsaufnahme

Noch in den fünfziger Jahren klagten viele Frauen darüber, daß Männer »immer nur das eine wollen«. Mittlerweile gibt es immer mehr Frauen, die über Männer glücklich wären, welche »das eine« nicht nur wollen, sondern auch können. Die Befreiung der weiblichen Sexualität und die Wandlung der Frau vom Heimchen am Herd zur emanzipierten Powerfrau führten in der industrialisierten Welt zu einer Erschütterung des traditionellen Männerbildes: Der Mann als Ernährer, Beschützer und Herrscher über die Frau hat ausgedient. Die Zeiten, in denen Männer die Arbeitskraft und die Sexualität der Frau ungeniert ausbeuten konnten, sind vorbei. Auch in der Liebe wollen Frauen keine Almosen, sondern Befriedigung.

Liebe ist eine Erfindung der Neuzeit

In der Welt von gestern gehörte die Frau zum Besitzstand des Mannes. Schon in den frühesten Formen des Patriarchats wurde der Ehebruch einer Frau daher nicht nach dem Sittenrecht, sondern nach dem Eigentumsrecht des Mannes geahndet.

Während es Männern zu allen Zeiten erlaubt war, ihren Sexualtrieb mehr oder weniger uneingeschränkt auszuleben, wurden den Frauen in vaterrechtlichen Kulturen sehr bald strenge sexuelle Einschränkungen auferlegt.

Die Unterdrückung der weiblichen Sexualität diente natürlich der Festigung des männlichen Besitzanspruches. Es ging dem Mann nicht um die Liebe seiner Frau, sondern um ihre Arbeitskraft und ihre Gebärfähigkeit.

Auch die Ehen waren keine Liebesehen, sondern Zweckgemeinschaften, die von den Eltern vereinbart wurden. Während in vaterrechtlich organisierten Kulturen dem Mann genug Möglichkeiten offenstanden, seine Lust auch außerhalb der Ehe zu befriedigen, wurde der Ehebruch der Frau fast immer mit dem Tod bestraft. Der Frau blieb daher gar nichts anderes übrig, als ihren Sexualtrieb zu unterdrücken. Erst im Laufe der Zeit wurde diese weibliche Not zur weiblichen Tugend.

Noch bis in die zweite Hälfte unseres Jahrhunderts wurde es in konservativ-klerikalen Kreisen als anstößig empfunden, wenn Frauen aus der körperlichen Begegnung Lust oder gar Befriedigung schöpften. Der »Liebesakt« verkam in der Ehe zur »ehelichen Pflicht«. Für die Frau war es am besten, sich ihrem Schicksal zu ergeben und den ehelichen Verkehr möglichst rasch hinter sich zu bringen.

Solange sie den Geschlechtsverkehr als eine ihr auferlegte Pflicht ertrug und keine Erwartungen daran knüpfte, konnte sich der Mann natürlich leicht überlegen fühlen. Das sittliche Dogma von der sexuell desinteressierten, wenn nicht gar unempfindlichen Frau schützte ihn ja vor jedem sexuellen Leistungsdruck. Ob sie davon profitierte, war gar kein Thema. Was zählte, war die Erfüllung seiner Leidenschaft. Sein Glück war auch ihr Glück. Für eigene Ansprüche blieb da nur wenig Raum – und zwar sowohl im Ehebett als auch im Alltag.

Sex war immer nur männlicher Sex

Frauen, die sich von der körperlichen Liebe nichts erwarteten, konnte es natürlich egal sein, ob und wie lange der Partner den Geschlechtsakt praktizierte. Für einen Mann war es daher eine Leichtigkeit, sich über das wirkliche Ausmaß seiner Potenz Illusionen zu machen.

Auch bei den außerehelichen Vergnügungen in Bordellen oder mit Konkubinen ging es niemals um die Vorstellungen der Frau über Erotik, sondern immer nur um die Befriedigung des Mannes. Dafür zahlte er schließlich auch.
Mit erstaunlicher Selbstverständlichkeit gehen auch heute noch viele Männer davon aus, daß das, was ihnen beim Sex Lust bereitet, zwangsläufig auch der Partnerin Lust bereiten müsse.
Im Patriarchat tat eine kluge Frau gut daran, ihren Mann in seinem Glauben an seine (Omni-)Potenz zu bestärken. Falls er sich nämlich von ihr in seiner Männlichkeit bedroht fühlte, konnte das böse Folgen für sie haben. Der »Hexenhammer«, die Schrift der Inquisition, ist ein erschütterndes Zeugnis dafür, was in der Männerherrschaft mit Frauen passierte, die Männer angeblich in ihrer Potenz »kastrierten«.

Die sexuelle Revolution – ein Meilenstein für die Frauen

Die Studie »Österreich intim« des Institutes für Angewandte Tiefenpsychologie (IFAT) aus dem Jahr 1993 ergab:

- Jeder dritte Mann im deutschsprachigen Raum hat Probleme mit seiner Potenz. Mehr als 20 % leiden an vorzeitigem Samenerguß. Rund 8 % haben Erektionsstörungen. 6 % kommen nur sehr schwer oder überhaupt nicht zum Höhepunkt.

Es dauerte Jahrtausende, bis die Frau ihre weltgeschichtliche Niederlage – die prähistorische Unterwerfung durch den Mann und den daraus resultierenden Wandel vom Mutter- zum Vaterrecht – überwinden konnte. In den stürmischen Jahren der sexuellen Revolution der sechziger Jahre fand – zumindest in unserem Kulturraum – die Herrschaft des

Mannes über die Frau ein jähes Ende. Der Untergang der patriarchalischen Gesellschaftsordnung stürzte das männliche Geschlecht in eine tiefe Krise.

KINSEY stellte in den fünfziger Jahren, als die Welt des Mannes noch in Ordnung war und die Frauen sich ohne sichtbaren Widerstand den männlichen Erwartungen anpaßten, in den Vereinigten Staaten nur bei 1,3 % der 35jährigen Männer und bei 2,6 % der 45jährigen Männer Potenzstörungen fest.

Ein paar Jahre später geriet die heile Männerwelt aus den Fugen. Von den Vereinigten Staaten ausgehend, überrollte die »sexuelle Revolution« in den sechziger Jahren Europa und die anderen Kontinente.

Die sensationellen Ergebnisse des KINSEY-Reports über das Sexualverhalten der amerikanischen Frauen und Männer haben den Stein ins Rollen gebracht. KINSEYs Befragung von mehr als 16.000 Amerikanern zeigte, daß die sexuelle Realität ganz anders aussah, als es der puritanische amerikanische Sittenkodex verlangte. Obwohl die überwiegende Mehrzahl der Amerikaner Selbstbefriedigung, vorehelichen Geschlechtsverkehr, Oral- und Analsex praktizierte, wurden solche Sexpraktiken von den moralischen Instanzen des Staates und der Kirche als sittenwidrig, ja sogar als krankhaft und pervers gebrandmarkt.

Diese sittlichen Verhaltensregeln wurden von der Bevölkerung nicht nur deswegen ignoriert, weil sie lebensfremd und lustfeindlich waren. Sie beruhten in den meisten Fällen auch auf falschen Tatsachen. Bis heute konnten die – vorwiegend kirchlichen – Verfechter einer repressiven Sexualmoral nicht beweisen, warum Selbstbefriedigung schädlich oder Oralsex abartig sein sollte. Wo doch schon die ägyptische Göttin Isis den künstlichen Phallus ihres Geliebten Osiris mit dem Mund zu neuem Leben erweckte!

Kein Wunder, daß eine derart triebfeindliche, weltentrückte Sexualmoral im Alltag zu Heuchelei und Schuldgefühlen führte. Darüber hinaus war sie geradezu ein idealer Nährboden für seelische Störungen aller Art. Die Zerschlagung dieser verlogenen Doppelmoral gehörte zu den ersten und wichtigsten Zielen der sexuellen Kulturrevolution.

Frauen sind nicht nur Mütter, sondern auch sexuelle Wesen

Mit freier Sexualität, expressiver Musik, langen Haaren und Slogans wie »Make love not war« schockten die Jugendlichen in den sechziger Jahren das etablierte Bürgertum. Selbst die Kleidung der Blumenkinder ließ keinen Zweifel über die »unzüchtigen« Ziele der sexuellen Befreiungsbewegung. Mary Quant, die Erfinderin des Minirocks, wollte mit ihrer Mode ganz bewußt den Blick auf den weiblichen Schoß, das Zentrum der weiblichen Sexualität, lenken. Auch die Oben-ohne-Mode und die Transparentblusen sollten mit Nachdruck darauf hinweisen, daß Frauen nicht nur Mütter, sondern auch sexuelle Wesen sind. Daß sie Sexualität nicht nur erdulden, sondern genauso genießen wollten, war die logische Konsequenz daraus.

Es war auch kein Zufall, daß bei den Männern die Haare immer länger und bei den Frauen die Röcke immer kürzer wurden. Die Feminisierung des Mannes und die provokante Entblößung des weiblichen Körpers waren deutliche Signale des wirklichen Wesens der Jugendbewegung. Im Grunde handelte es sich dabei um eine Revolution der Frau gegen die patriarchalisch ausgerichtete Sexualität des Mannes.

Die Frauen holten den Individualisierungsprozeß nach und entdeckten ihre sexuelle Lust. Natürlich wollten sie auch Partner, die bereit waren, sich auf die Spielart der weiblichen Sexualität einzulassen. Für viele Männer bedeu-

tete diese neue Rücksichtnahme Einschränkung und Verzicht.
Mit der feministischen Wende wurde ein neues Männerbild propagiert: Starke Männer waren passé; traditionelle männliche Eigenschaften wie Mut, Tapferkeit und Selbstbeherrschung verloren an Bedeutung. »In« waren feminine Männer, die auch Schwachsein und sogar Weinen für sich entdeckten.
Das sozial erwünschte sexuelle Verhalten orientierte sich immer stärker an den Vorstellungen und Bedürfnissen der Frau – was aufgrund der unterschiedlichen Körperkraft von Mann und Frau in einer humanen, demokratischen Gesellschaft auch gar nicht anders sein kann.

Erfüllter Sex – gestern erlaubt, heute verboten

Vieles von dem, wonach sich Männer in ihren sexuellen Phantasien heimlich sehnten und was sie im Patriarchat noch mehr oder weniger ungeniert ausleben konnten, wurde von diesem neuen moralischen Blickwinkel der sechziger Jahre aus als schmutzig und pervers verurteilt.
Innerhalb weniger Jahre war aus der sexuellen Revolution eine ernstzunehmende Frauenrechtsbewegung geworden, deren Ziele sich schon längst nicht mehr auf die Sexualität beschränkten. Die verständliche Wut vieler Frauen über die tausende Jahre zurückreichende Unterdrückung führte vorübergehend zu einer Radikalisierung: Nicht mehr das Patriarchat, sondern der Mann selbst war der Feind. Der Kampf um Gleichberechtigung artete zu einem Kreuzzug gegen alles Männliche aus.
In dieser Phase der Frauenbewegung galt die Penetration beim Geschlechtsakt häufig als Symbol für die Unterwerfung der Frau durch den Mann. Einer wirklich emanzipierten Frau blieben daher nur die Alternativen, entweder

keusch zu leben oder lesbisch zu werden. Aus der Sicht der Radikalfeministinnen waren alle Männer potentielle Vergewaltiger und Kinderschänder. Ein Vorwurf, der um so tiefer ging, als er nicht ganz von der Hand zu weisen war – tatsächlich haben Vergewaltigungsphantasien unter den männlichen Sexualphantasien einen wichtigen Stellenwert.

Die Geschichte der männlichen Sexualität im Patriarchat zeigt, daß in dieser Gesellschaftsform ein Großteil der heute tabuisierten männlichen Sexualvorstellungen nahezu uneingeschränkt ausgelebt werden konnte. Die Frau war mehr oder weniger verdinglicht und als Sexualobjekt austauschbar. Sie hatte dem Mann ihren Körper zur Verfügung zu stellen. Wohlhabenden Männern war es erlaubt, ihre Begierden auf zwei oder mehrere Liebesobjekte zu verteilen. (Der legendäre König Salomo soll einen Harem von siebenhundert Ehefrauen und dreihundert Nebenfrauen gehabt haben.)

Promiskuität, ausgefallene Liebesspiele, raffinierte Sextechniken und die Verführung junger Mädchen – die geheimen männlichen Sexualphantasien zeigen noch ganz deutlich, wie die ursprüngliche Sexualität des Mannes beschaffen wäre, könnte sie, unbeeinflußt von Kultur und Moral, ausgelebt werden …

THEORETISCHER TEIL

1.
Sex in der Urgeschichte – warum es in den Anfängen der Sexualität noch keine Störungen gab

Thomas ist ein außergewöhnlicher Mann: feinfühlig, vielseitig begabt und im Beruf erfolgreich. Seine erotische Ausstrahlung wirkt auf Frauen elektrisierend. Als Sophie ihn vor knapp zehn Jahren kennenlernte, war sie ihm sofort verfallen. Auch Thomas liebte Sophie. Er bewunderte ihre Schönheit und ihre Unabhängigkeit. Die beiden wurden ein Paar. In den ersten Jahren ihrer Ehe las Thomas seiner schönen Sophie jeden Wunsch von den Augen ab. Umgekehrt verwöhnte auch Sophie ihren Märchenprinzen, um den ihre Freundinnen sie beneideten. Aber anders als im Märchen dauerte ihr Glück nicht, bis sie starben.

Nach vier Jahren Eheseligkeit begann Thomas – nur zum Spaß, wie er Sophie vorerst noch beruhigte –, Kontaktanzeigen zu studieren. Später stieß Sophie auf einschlägige Männermagazine. Beim Durchblättern bemerkte sie, daß ihr Mann Adressen mit roter Tinte angestrichen hatte. Vor allem die Liebe mit zwei Frauen schien es Thomas angetan zu haben.

In den folgenden Nächten schliefen die beiden nur wenig. Sie diskutierten stundenlang, bis Thomas endlich unter Tränen gestand, daß er die sexuellen Beschränkungen einer monogamen Beziehung nicht mehr ertragen könne. Zwar liebe er Sophie noch immer aufs Innigste, aber sein sexueller Drang nach anderen Frauen sei einfach unbezähmbar. Thomas wagte einen zaghaften Vorschlag: Er habe von privaten Swingerclubs und exklusiven Kontaktsaunen gehört, in denen auch verheiratete Paare ihre sexuellen Wünsche mit Gleichgesinnten ungeniert ausleben könnten.

Nachdem die schockierte Sophie ihre Fassung wiedergefunden hatte, begann sie sich langsam mit Thomas' Ansinnen anzufreunden. Vielleicht, weil die Vorstellung von schrankenloser sexueller Befriedigung auch sie reizte. Vielleicht auch, weil sie fürchtete, Thomas zu verlieren, wenn sie auf seine Wünsche nicht einginge. Vielleicht, weil sie über sein Leben nicht die Kontrolle verlieren wollte.

Thomas verteidigte seine Einstellung: Der Mensch sei nicht von Natur aus monogam. Daher sei nicht sein Wunsch nach freier Sexualität abnormal, sondern die den Menschen im Laufe ihrer kulturellen Entwicklung auferlegte Einehe, die den Sex bis zur Unerträglichkeit beschränke. Die Sexualität diene der Lebenslust und nicht – wie von der Kirche behauptet – der Fortpflanzung.

Auch wenn Thomas' Meinung von der allgemein akzeptierten Sexualmoral kraß abweicht, ist sie schwer zu widerlegen. Im Grunde hat er recht: Die ersten Menschen wußten weder, daß zwischen der geschlechtlichen Vereinigung und der Fortpflanzung ein Zusammenhang besteht, noch lebten sie in festen Zweierbeziehungen. Anthropologen bestätigen, daß der Zusammenhang zwischen Zeugung und Schwangerschaft erst relativ spät in der Menschheitsgeschichte hergestellt wurde. Aus heutiger Sicht erscheint es selbstverständlich, daß der Sexualtrieb mit der Fortpflanzungsfunktion verknüpft ist. Die Tatsache, daß das körperlich stärkere Geschlecht ein eindringendes und das schwächere Geschlecht ein aufnehmendes Sexualorgan hat, macht – vom Standpunkt der Evolution aus betrachtet – durchaus Sinn: Die Arterhaltung ist garantiert.

Einrichtungen wie die Gruppenehe – eine Gruppe junger Männer heiratete eine Gruppe gleichaltriger Frauen – gewährleisteten möglichst schrankenlosen Geschlechtsverkehr innerhalb der Gruppe. Jede Frau konnte mit jedem Mann verkehren und jeder Mann mit jeder Frau.

Es ist anzunehmen, daß schon in der »Urhorde«, die dem Matriarchat vorausging, der Geschlechtsverkehr jederzeit mit allen weiblichen Wesen vollzogen wurde. Der Ausdruck »Urhorde« stammt von Charles DARWIN. Er beschreibt die menschliche Gesellschaft in ihrer Urform. Es handelte sich dabei um eine Horde von Urmenschen, die von einem männlichen Wesen dominiert wurden. Dieser »Anführer« hatte das Recht auf alle Frauen. Die anderen Männer mußten sich seinen Anordnungen fügen und sich mit dem zufriedengeben, was für sie übrig blieb.

Vermutlich war der »Anführer« der Horde nicht monogam und konnte nach Belieben mit allen Frauen in der Horde Verkehr haben. Die Frauen, die er nicht beanspruchte, standen den anderen Männern zur Verfügung.

Selbst dann, wenn eine Frau keine Lust auf Sex hatte, war es ihr kaum möglich, sich dem männlichen Triebanspruch zu widersetzen. Vermutlich war auch die Grenze zwischen Vergewaltigung und freiwillig durchgeführtem Geschlechtsverkehr noch nicht gezogen.

Die Frau konnte sich nicht einmal, wie es im Tierreich durchaus üblich ist, durch eine Veränderung der Körperhaltung einem ungewollten Geschlechtsverkehr entziehen. In der Rückenlage lag ihr Geschlecht offen und der Mann konnte, wann immer er wollte, in sie eindringen. Nur Frauen mit schweren körperlichen oder geistigen Anomalien waren möglicherweise von der geschlechtlichen Vereinigung ausgeschlossen. Vermutlich aber taten in der Frühzeit der menschlichen Entwicklung nicht einmal Mißbildungen der männlichen Trieblust Abbruch.

Sex war ursprünglich nur zum Vergnügen da

Der Geschlechtsverkehr wurde zwar mit allen Frauen »vollzogen«, es muß aber auch Frauen gegeben haben, die trotzdem kinderlos blieben. Also konnten die Urmenschen den Zusammenhang zwischen Paarung und Fortpflanzung nicht so ohne weiteres erkennen. Erst mit der Seßhaftigkeit wurden aus der Beobachtung der Tier- und Pflanzenwelt die richtigen Schlüsse gezogen.

Ursprünglich diente die sexuelle Vereinigung tatsächlich nur dem reinen Vergnügen und der Lebenslust. Sie stand für sich allein und war weit davon entfernt, sich einem höheren Ziel unterordnen zu müssen. Bis heute noch finden sich Naturvölker, die *[...] in eheloser Gemeinschaft leben, so daß keine Frau ausschließlich einem Mann angehört, und andere Stämme, bei denen es üblich ist, daß jede Frau eine bestimmte Zeit jedem Mann ihres Stammes beischläft und dieser Reigen fortgesetzt wird, solange die Männer geschlechtsfähig und die Frauen begehrenswert sind. Bei diesen Stämmen gibt es weder das Vaterrecht noch gibt es Eigentumsrechte* (FRISCHAUER, 1968).

Solange es nicht die durch die Ehe auferlegten Beschränkungen gab, konnten Frauen und Männer ihren Trieben ohne weiteres nachgehen und das als »natürlich« anzunehmende Verlangen nach geschlechtlicher Abwechslung ungehindert erfüllen.

Erst wurden die Frauen gefürchtet, dann verachtet

Es werden wohl kaum sexuelle Motive gewesen sein, die der Monogamie weltweit zum Durchbruch verholfen haben. Viel eher spiegelt sich in dieser neuen Lebensform das Besitzdenken des aufstrebenden Patriarchats. Als die ersten Menschen seßhaft wurden und Ackerbau und Viehzucht betrieben, gewannen Besitz, Grund und Boden plötzlich an Bedeutung. Die Einsicht in die Natur der Fortpflanzung und die für urzeitliche Verhältnisse umwälzende Entdeckung, daß der Mann und nicht eine unergründliche Kraft das Kind zeugt, leiteten den Untergang des Matriarchats ein. Die dramatische Machtverschiebung im Verhältnis der Geschlechter war die unausbleibliche Folge dieser neuen Erkenntnis.

Lange Zeit hatte der Mann die Frau wegen ihrer geheimnisvollen Fähigkeit zu gebären bewundert, aber auch gefürchtet: Wer so mächtig war, Leben hervorzubringen, dem konnte man auch ohne weiteres die Macht zutrauen, dieses wieder zu nehmen. Jetzt aber, wo das Geheimnis von Schwangerschaft und Geburt eine natürliche Erklärung gefunden hatten, büßte die Frau ihre kulturelle Vormachtstellung ein. Die Angst des Mannes vor ihr schlug in offene Feindseligkeit um. Immer stärker geriet sie unter die männliche Herrschaft. Es dauerte nicht lange, und die einstige »Göttin« wurde – wie der Grundbesitz und das Vieh – dem Eigentum des Mannes zugerechnet. Bald war sie für den Mann nicht mehr als eine willkommene Arbeitskraft, ein »fruchtbares Gefäß«, das seinen Nachwuchs austrug, der aus ökonomischen Gründen immer mehr an Bedeutung gewann.

Durch den Wechsel vom Matriarchat zum Patriarchat wurde auch das Geschlechtsleben einem tiefgreifenden

Wandel unterworfen. Zwar wurde die Gruppenehe von den ersten Kulturvölkern übernommen, aber in der Form, daß die Promiskuität dem Mann vorbehalten war. Der Frau wurde unter Androhung schwerster Strafen die eheliche Treue aufgezwungen. Heute noch werden in islamischen Staaten Ehebrecherinnen gesteinigt.
Um die sexuelle Begierde einer Frau als Gefahrenquelle für den männlichen Besitzanspruch auszuschalten, wurden der weiblichen Lust massive Beschränkungen auferlegt. Diese zeigten sich nicht nur in den, bis heute gültigen, frauenfeindlichen Sittengesetzen, sondern machten auch nicht halt vor der Verstümmelung des weiblichen Genitales. Rituelle Beschneidungen der Klitoris und der Schamlippen werden noch heute in zahlreichen afrikanischen Ländern, aber auch in Südamerika und in einigen asiatischen Ländern durchgeführt.

Beschränkungen verursachen Störungen

In unserer Kultur ging das eheliche Treuegebot allmählich auf den Mann über. Hatte der patriarchalische Besitzanspruch zunächst einmal die Frau ihrer sexuellen Freiheit beraubt, wurde nun auch die männliche Triebhaftigkeit in die Ketten der ehelichen Monogamie gelegt. Der Mann war selbst in die Grube gefallen, die er vor vielen Jahrtausenden, in der Anfangsphase des Patriarchats, der Frau gegraben hatte. Was seinen Besitzanspruch absichern sollte, wurde ihm zum Verhängnis.
Obwohl die Untreue des Mannes nach wie vor anders bewertet wird als die der Frau, leiden viele Männer unter den sexuellen Beschränkungen, die ihnen aus der »gottgewollt« monogamen Verbindung von Mann und Frau auferlegt werden.

- Die meisten Sexualstörungen des Mannes – aber auch die der Frau – sind vermutlich auf die Beschränkungen zurückzuführen, die dem Sexualtrieb im Laufe der kulturellen Entwicklung des Menschen auferlegt wurden.

Solange das Inzesttabu im Matriarchat nur die Beziehung zur leiblichen Mutter betraf und die sexuellen Bedürfnisse noch weitgehend uneingeschränkt ausgelebt werden konnten, war Impotenz beim Mann so gut wie ausgeschlossen. Der Geschlechtsverkehr diente ausschließlich der Triebbefriedigung und erfolgte wann, mit wem und wie oft auch immer die Menschen wollten. Erst die willkürliche Hemmung der Sexualtriebe im Patriarchat und deren Ausrichtung auf eine Person bereiteten den Boden für Störungen des menschlichen Sexuallebens.

Allerdings soll nicht verschwiegen werden, daß *die partielle Hemmung der Sexualtriebe die wichtigste Voraussetzung für die Ausbildung der zärtlichen und sozialen Gefühle* gewesen ist (FREUD, 1905).

Sexualstörungen sind also nichts anderes als unerwünschte Abfallprodukte der kulturellen Überformung des Sexualtriebes. Wenn moralische Anforderungen in einem konflikthaften Verhältnis zu sexuellen Triebwünschen stehen, sind Sexualstörungen unvermeidlich. Sie sind der Preis, den wir für die Aufrechterhaltung unserer Zivilisation zahlen müssen.

Die Forderung nach einer völligen Befreiung des Sexualtriebes ist beim heutigen Stand unserer Entwicklung undenkbar. Schließlich hieße das neben der Akzeptanz promiskuitiver, also zügelloser Lebensformen, auch inzestuöse Beziehungen innerhalb der Familie zu tolerieren. – Ein derartiger moralischer Verfall kann heute nicht mehr hingenommen werden.

2.
Die Urmutter Erde – die Mutter als Geliebte

Solange die Erklärung für die Entstehung des menschlichen Lebens im mythischen Bereich angesiedelt war, stand der nackte weibliche Körper, das Mysterium von Menstruation, Schwangerschaft und Geburt im Mittelpunkt der rituellen Verehrung. An diese Frühzeit der menschlichen Kulturentwicklung erinnern weibliche Statuetten wie zum Beispiel die »Venus von Willendorf«. Fundstätten solcher Figuren findet man auf dem ganzen Erdball. Manche Anthropologen sehen in den ersten Nachbildungen des weiblichen Körpers schlicht und einfach Erotica. CAMPBELL deutet sie als zentralen Bestandteil früher ritueller Kulte:

Die Frauenfigurinen sind die ältesten Beispiele für die Abbildung von »Götzenbildern«, die wir besitzen, und waren anscheinend die ersten Kultgegenstände der Art Homo Sapiens; denn auf der Ebene darunter betreten wir eine frühere Stufe in der Entwicklung unserer Gattung – die Stufe des Homo Neanderthalensis […] (CAMPBELL, 1992).

Die bewußte Überzeichnung der weiblichen Geschlechtsmerkmale, der Brüste, der Hüften und des Schamdreiecks, legt einen Schluß nahe: Bei diesen ersten Kultfiguren muß es sich um Fruchtbarkeitsgöttinnen gehandelt haben. In ihnen wurde offensichtlich die geheimnisvolle Fähigkeit der Frau, Leben hervorzubringen und zu erhalten, verherrlicht. Ebenso universell wie die Anbetung der frühen Muttergottheiten ist die spätere Vorstellung von der befruchteten Erde als Urmutter, die alles Leben hervorbringt.

Die Auffassung der Erde als gebärende und nährende Mutter hat in den Mythologien sowohl von Jägergesellschaften als auch von Pflanzern stark im Vordergrund gestanden. In der Bilderwelt der Jäger ist es ihr Schoß, aus dem das jagdbare Wild hervorgeht, und man entdeckt ihre zeitlosen Archetypen in der Unterwelt oder auf dem Tanzplatz der Initiationsriten – jene Archetypen, deren zeitlich-irdische Manifestationen die Herden auf Erden nur sind, ausgesandt zur Speisung des Menschen. In vergleichbarer Weise ist es für die Pflanzer der Mutterleib, in den das Korn gesät wird: das Pflügen der Erde ist ein Zeugen, das Wachstum des Kornes eine Geburt. Überdies scheint der Gedanke der Erde als Mutter und des Begräbnisses als Wiedereingehen in den Mutterschoß zur Wiedergeburt sich wenigstens einigen menschlichen Gemeinwesen zu einem extrem frühen Zeitpunkt aufgedrängt zu haben (CAMPBELL, 1992).

Im mythologischen Denken vieler Urvölker war die mystische Vereinigung von Mutter und Sohn Ausdruck dieses natürlichen Kreislaufes. Im Tod und im Liebesakt kehrt der Sohn in die Mutter zurück, in der ekstatischen Umarmung mit ihr bereitet er seine Wiedergeburt vor.

Sohn und Geliebter der Mutter

Der Sohn war also schon der Geliebte der Mutter, lange bevor es überhaupt eine Vorstellung vom zeugenden Vater gab. Das Motiv des sterbenden und auferstehenden Gottes, der gleichzeitig Sohn und Geliebter der geheimnisvollen Urgöttin ist, findet sich daher über den Erdball verstreut in allen Urmythen. Ob die Vereinigung mit der Mutter dem ödipalen Wunschdenken des Knaben entspringt, also mystisch zu verstehen ist, oder ob der Inzest früher tatsächlich üblich war, ist aus heutiger Sicht schwer zu beurteilen.

Für den praktizierten Inzest spricht jedenfalls, daß er bei den höheren Säugetieren gang und gäbe ist, daß inzestuöse Strebungen nachweislich auch heute noch bei jedem Kind vorkommen und nicht zuletzt natürlich auch die Errichtung des Inzesttabus als solches. Denn wozu sollte ein Tabu gut sein, wenn es nichts gäbe, was dem Tabu unterworfen wäre?

Im Zwischenstromland, in Ägypten und in Griechenland, aber auch überall anders auf der Welt finden sich zahlreiche Auferstehungsgottheiten, die – gleichgültig ob sie nun Adonis, Attis, Zagreus, Osiris, Tamuzu, Kama, Ayar-Cachi, O-kuni-nushi oder Balder genannt werden – gleichzeitig Söhne und Geliebte jener Frau waren, durch deren Pforte sie ins Leben traten.

Selbst die Beziehung zwischen der Heiligen Maria und ihrem Sohn Jesus – ebenfalls ein Auferstehungsgott – entspricht dem bekannten Muster. Die jungfräuliche Empfängnis allein rückt Maria bereits in die Nähe der alten Muttergottheiten – bekanntlich verdankte Jesus seine Existenz ja nicht der Manneskraft, sondern einer göttlichen Zeugungskraft.

Im Gegensatz zu älteren Mythen mit vergleichbarer Thematik entbehrt die Liebesbeziehung zwischen der Muttergöttin Maria und dem auferstehenden Gottessohn Jesus jeder sichtbaren sexuellen Komponente. Von den Gläubigen wird sie sogar als Inbegriff der vollkommenen Reinheit gepriesen. Doch, wie so oft, trügt auch hier der Schein: Die triebhaften Anteile, die der christliche Mythos in der göttlichen Mutter-Sohn-Beziehung verleugnet, werden in der Parallelbeziehung des Menschen Jesus zur »Hure« Maria Magdalena angedeutet.

Heilige und Hure

Die Desexualisierung des Mutter-Sohn-Verhältnisses und die, für das spätere Liebesleben des Mannes verhängnisvolle, Spaltung des Frauenbildes in die »Heilige« und die »Hure« vollzogen sich natürlich bereits unter dem Einfluß des Inzesttabus.

Um dem Inzesttabu zu genügen, muß der Knabe seine der Mutter geltenden sexuellen Wünsche verdrängen. Mit der inneren Ablösung von der Mutter schwinden allmählich die sinnlichen Strebungen, während die zärtliche Liebe zu ihr aufrecht bleiben kann.

Anders als das Mädchen, das schon in frühen Jahren seine sexuellen Strebungen von der Mutter auf den Vater überträgt, hält der heterosexuelle Knabe sein Leben lang am weiblichen Geschlecht fest. Mit Einsetzen der Geschlechtsreife muß er die von der Mutter abgelöste Libido in seinen Frauenbeziehungen zu neuer Blüte bringen.

Bleibt die libidinöse Bindung an die Mutter über das normale Alter hinaus aufrecht, führt das bei den meisten Männern zu einer Spaltung des Frauenbildes in die »Heilige« und die »Hure«.

Das Bild der »Heiligen« leitet sich von der desexualisierten Mutterimago ab. Frauen, die mit ihr identifiziert sind, werden zwar verehrt, mitunter sogar idealisiert, aber sexuell gemieden: Sie fallen, genauso wie vorher die Mutter, unter das Inzesttabu.

Die Verherrlichung der asexuellen Weiblichkeit wurde im Mittelalter in der an den Marienkult angelehnten Minnekunst fast schon bis zur Lächerlichkeit übertrieben. Bis heute ist das Ideal der hohen Minne – der scheuen, keuschen Anbetung der Geliebten – noch nicht ganz aus den Köpfen der Männer verschwunden: »Eine anständige Frau tut das nicht.«

Die »niedere Minne«, die von der Beziehung zur Mutter abgelöste Sinnlichkeit, wird im Verhältnis zur verachteten Dirne ausgelebt. Ihr gilt die hemmungslose Begierde des Mannes. Zärtliche Liebe, Anteilnahme und Wertschätzung bringt er ihr aber keine entgegen. NUNBERG verweist in diesem Zusammenhang auf die destruktive Komponente, die in dieser Sexualstörung – der Spaltung des Liebesobjekts – steckt:

Sie hemmt die direkten, sinnlichen Sexualstrebungen, während sie die indirekten, zärtlichen, desexualisierten, also solche, die sich unter dem Einfluß von Destruktionstrieben verwandelten, bestehen läßt. Wenn bei Männern solch ein gespaltenes Liebesleben nach der Pubertät noch fortbesteht, so erkranken sie an relativer Impotenz: wo sie lieben, können sie nicht sinnlich begehren, wo sie sinnlich begehren, können sie nicht lieben (NUNBERG, 1975).

Diese Spaltung des Frauenbildes in eine zärtliche und eine sinnliche Komponente ist bei den meisten Männern mit psychisch verursachten Potenzstörungen anzutreffen. Sie ist immer ein eindeutiger Hinweis darauf, daß die libidinöse Ablösung von der Mutter noch nicht oder nur unzureichend erfolgt ist.

Lustobjekt Mutter

Ralphs Mutter ist eine wohlhabende und gebildete, gleichzeitig dominante Frau. In der Erziehung ihres Sohnes führte sie ein strenges Regiment. Selbst als er schon erwachsen war, duldete sie keinen Widerspruch. Trotz – oder vielleicht auch wegen – der zum Teil recht harten Erziehung liebte Ralph seine Mutter sehr. Seit dem Tod seines Vaters in der frühen Kindheit nahm Ralph bei der Mutter die

Rolle eines Ersatzpartners ein. Daran änderte auch seine Ehe mit Marlies nichts. Mit der Heirat zog Marlies zu Ralph, der mit seiner Mutter eine geräumige Villa am Rande der Stadt bewohnte.

Schon zu Beginn ihrer Beziehung war Ralph alles andere als ein sinnlicher, kreativer Liebhaber gewesen. Sexuelle Praktiken, die Marlies bis dahin sehr wichtig waren, riefen bei ihm Abscheu und Ekel hervor. Er lehnte es z. B. ab, Marlies oral zu befriedigen. Doch wegen seiner außergewöhnlichen musischen Begabung und seiner hohen Sensibilität fühlte sich Marlies zu Ralph so hingezogen, daß sie ihn trotz dieses Wermutstropfens heiratete.

Seit Marlies bei Ralph lebte, verschlechterte sich ihre sexuelle Beziehung beständig. Die Ouvertüre wurde immer kürzer, die Pausen zwischen den Akten immer länger. Nach der Geburt des einzigen Sohnes wurde das Stück überhaupt vom Spielplan abgesetzt. Wann immer Marlies eine Annäherung wagte, reagierte Ralph unwirsch und abweisend. Versuchte er dennoch einen Geschlechtsverkehr, blieb die Erektion zuerst teilweise, später zur Gänze aus. Eine Zeitlang redete er sich auf beruflichen Streß aus. Doch als Marlies von »guten Freunden« über außereheliche Aktivitäten ihres Mannes informiert wurde, gestand er ihr die Wahrheit: Er liebe sie zwar über alles, aber ihre erotischen Berührungen könne er nicht ertragen. Er könne es sich zwar nicht erklären, aber diese riefen bei ihm keine Erregung, sondern im Gegenteil höchste Unlust hervor.

Nachdem Ralph therapeutische Hilfe in Anspruch genommen hatte, wurde ihm klar, daß die Vorstellung, seine Mutter würde ihm am Genitale anfassen, bei ihm genau dieselbe Unlust und Aggression auslöste wie die sexuellen Berührungen von Marlies. Verkehr konnte er damals nur mit Frauen haben, die ihm emotional gleichgültig waren, ja die er sogar geringschätzte.

Die Wende trat ein, als sich Ralph daran zu erinnern begann, wie sehr es ihn als Jungen sexuell erregte, die Mutter beim An- und Auskleiden zu beobachten.
In der Therapie wurde er dazu ermutigt, zu dieser Erinnerung zu masturbieren. Ralph brauchte einige Zeit, um die Empörung aufzuarbeiten, die dieser Vorschlag bei ihm hervorrief. Doch in dem Maße, in dem sich Ralph daran gewöhnte, die Mutter seiner Kindheit wieder als Sexualobjekt zuzulassen, verschwand die sexuelle Störung.
Hier wird deutlich, daß die infantile Mutter-Sohn-Beziehung bei weitem nicht nur durch »reine« Mutterliebe oder durch Vermittlung mütterlicher Wärme und Geborgenheit charakterisiert ist, wie so oft behauptet wird. Sie gleicht vor allem während der ersten Lebensjahre einem brodelnden Triebkessel. Schon die ersten Erektionen des Säuglings lassen keinen Zweifel daran, daß der Penis, das »Zentralorgan« der männlichen Sexualität, von Anfang an aktiv ist. Wem sonst sollte die ungezügelte Trieblust des Sohnes in dieser Zeit gelten, wenn nicht der Mutter?
Natürlich hinken die genitalen Bedürfnisse vorerst noch den oralen und analen Triebwünschen nach. Doch spätestens ab dem dritten, vierten Lebensjahr treten sie unübersehbar in den Vordergrund – sofern man nicht die Augen vor den Triebäußerungen des Kindes verschließt.
Als Astrids Sohn knapp vier Jahre alt war, schmuste sie nach dem abendlichen Bad noch ein wenig mit ihm herum. Markus quietschte und strampelte vor Vergnügen, bis er plötzlich – mitten aus dem Spiel heraus – von seiner Mami ein Bussi wollte. Zuerst eines auf den Mund, danach eines aufs »Bauchi«. Dann nahm er ungeniert seinen kleinen erigierten Penis in die Hand und verlangte von seiner verdutzten Mami, sie solle ihn in den Mund nehmen.
Je nachdem, wie eine Mutter auf die infantilen Triebangebote ihres Sohnes reagiert – sie stellt die Weichen für seine

künftige sexuelle Entwicklung. Diese erste große Liebesbeziehung ist ohne Übertreibung das Vorbild für alle späteren Frauenbeziehungen. In der bewußten und unbewußten sexuellen Interaktion mit der Mutter bilden sich jene Strukturen, die auch für das Triebleben des erwachsenen Mannes maßgeblich sind. Es ist sicher kein Zufall, daß so viele potenzgestörte Männer in einem sexualfeindlichen Klima aufwuchsen. Aber übertriebene Freizügigkeit wirkt sich auf die sexuelle Entwicklung genauso schädlich aus wie Unnahbarkeit, Prüderie und Triebfeindlichkeit.
Die größte Gefahr für die sexuelle Entwicklung des heranwachsenden Sohnes besteht aber dann, wenn einer bewußten Sexualfeindlichkeit eine subtile, unbewußte Verführung durch die Mutter oder eine andere weibliche Bezugsperson gegenübersteht. Ein solches System führt unweigerlich zu einem sexuellen Treibhausklima.

Die gefährliche Verführung

Sylvia suchte eine Kinderpsychologin auf, weil ihr die Kindergartentante ihres fünfjährigen Sohnes Max dazu geraten hatte. Max verhielt sich im Kindergarten unangepaßt und aggressiv. Beim Ausfüllen der Arbeitsblätter war er völlig unkonzentriert. Sylvia schilderte sich als moderne, aufgeschlossene Frau. Selbstverständlich fand sie nichts dabei, sich in der Gegenwart ihres fünfjährigen Sohnes nackt aufzuhalten, mit ihm ein gemeinsames Bad zu nehmen oder spärlich bekleidet im Bett mit ihm herumzubalgen. Mit Sexualität hätte das doch wirklich nichts zu tun!
So wie Sylvia denken viele junge Mütter. Ihnen ist nicht bewußt, wie sehr sie ihre Söhne mit ihrem Verhalten verführen. Auch wenn es viele Menschen nicht wahrhaben wollen: Ein fünfjähriger Junge wird durch den Anblick einer nackten Frau genauso sexuell erregt wie ein erwach-

sener Mann. Im Gegensatz zum Erwachsenen hat er aber noch keine Möglichkeit, seine sexuelle Erregung in geeigneter Weise zu befriedigen. Im übertragenen Sinn ist es Max nicht anders ergangen wie einem Hungernden, der vor einem reich gedeckten Büfett steht, aber nicht zugreifen darf. Max reagierte seine sexuellen Spannungen durch sein wildes, zum Teil gewalttätiges Verhalten im Kindergarten ab.

Wie der Druck in einem Dampfkessel steigt, wenn das Überlaufventil klemmt, nimmt auch der Triebdruck eines Kindes zu, wenn es fortwährend »verführt« wird, ohne daß es entsprechende Befriedigungsmöglichkeiten gibt. Kann sich der durch die Verführung aufgestaute Triebdruck nicht auf natürliche Weise entladen, bahnt er sich andere Wege zur Spannungsabfuhr: Bereits überwundene frühkindliche Lustquellen werden wieder entdeckt.

Gottfried wuchs in einem streng patriarchalischen Haushalt auf. Sein Vater, ein Handelsreisender, war ein ausgesprochener Zyniker, der sich in seinen sexuellen Äußerungen durch die Anwesenheit des Kindes nicht einschränken ließ. Die Mutter war eine bigotte, gehemmte Frau. Sie ging jeden Sonntag in die Kirche und ertrug die Anzüglichkeiten ihres Ehemanns mit demonstrativ zur Schau gestelltem Widerwillen. Ihren Jungen verwöhnte sie nach Strich und Faden. Sie fürchtete, er könne erkranken, wenn er zu wenig esse, also fütterte sie ihn mit großer Leidenschaft. Hinweise der Volksschullehrerin, daß Gottfried übergewichtig sei, ignorierte sie mit der Bemerkung, er würde sich schon auswachsen, wenn er in die Pubertät käme.

Bis zum seinem dreizehnten Lebensjahr schlief der Junge während der Woche, wenn der Vater auswärts war, im Ehebett bei der Mutter. Als sie bemerkte, daß Gottfried in der Nacht heimlich neben ihr onanierte, wurde er aus dem

Bett verbannt und wegen seiner »überschüssigen Sexualität« zum Arzt gebracht. Dieser warnte Gottfried vor einer Nervenerkrankung, wenn er auf die Selbstbefriedigung nicht verzichte. Die Drohung wirkte. Gottfried begann gegen seine pubertären Triebwünsche anzukämpfen. Doch er konnte der Versuchung nie ganz widerstehen. Vor allem dann, wenn die Eltern außer Haus waren, verspürte er einen unwiderstehlichen Drang zur Selbstbefriedigung. Kaum hatte er den Höhepunkt erreicht, packten ihn tiefe Verzweiflung und Reue. Der Gedanke an die Leiden der Märtyrer brachte ihn auf die Idee, nach der Selbstbefriedigung den Oberkörper zu entblößen und sich mit einem Ledergürtel selbst zu züchtigen. Bald schlug sich Gottfried schon, sobald ihm die ersten unzüchtigen Gedanken durch den Kopf gingen.
Bei seinen spärlichen Versuchen, mit Frauen zu verkehren, war Gottfried völlig impotent. Heute ist er 33 Jahre alt und kämpft noch immer gegen seine Triebe. Schafft er es einmal, einige Wochen nicht »rückfällig« zu werden, stellen sich schwere Angstzustände und phobische Beschwerden ein. Gibt er seiner Versuchung nach, treibt es ihn in die WC-Anlagen der Stadt, wo er – wenn er Glück hat – Homosexuelle beim Onanieren beobachten kann. Anschließend geht er nach Hause, zieht sich völlig nackt aus und sühnt seine »Schuld«, indem er sich mit Lederriemen züchtigt.

- Vielen Perversionen im Erwachsenenalter liegt eine überhitzte Mutter-Sohn-Beziehung in der Kindheit zugrunde. Wann immer ein Junge von seiner Mutter in die Rolle eines Ersatzpartners gedrängt wird, läuft er Gefahr, in seiner psychosexuellen Entwicklung zu entgleisen. Unscharfe Inzestgrenzen innerhalb einer Familie sind ein geradezu idealer Nährboden für sexuelle Abweichungen aller Art.

So unumgänglich es ist, daß der heranwachsende Junge in der Beziehung zur Mutter seine sexuellen Grenzen erfährt, so wichtig ist es, daß ihm diese behutsam und mit viel Einfühlungsvermögen gesetzt werden. Repressive, erniedrigende Erziehungsmaßnahmen wie verbale Demütigungen, Schläge auf das nackte Gesäß, Knien, öffentliches Bloßstellen, Lächerlichmachen u. ä. sind nicht dazu geeignet, dem Kind ein Gefühl für Moral zu vermitteln. Vielmehr versucht eine solche Erziehungsideologie die geheimen sadistischen Neigungen jener Erwachsenen zu rationalisieren, die sich ihre Lust am Quälen und Unterwerfen nicht eingestehen können.

Es zeigt sich immer wieder, daß Männer, die von ihren Müttern in der Kindheit sadistisch behandelt wurden, im späteren Leben Frauen gegenüber eine Haßliebe entwickeln. Bleibt die unbewußte, libidinöse Bindung eines Mannes an seine Mutter im Erwachsenenalter fortbestehen, werden die ungelösten Konflikte, die aus dieser Beziehung stammen, in jeder späteren Partnerschaft wiederholt. Die Partnerin dient dann nur als Projektionsfläche für die ungestillten Wünsche des Mannes gegenüber seiner Mutter. Unbewußt verhält er sich zur Partnerin so wie früher zur Mutter.

Meistens übernimmt eine Frau das Übertragungsangebot eines Mannes, ohne es zu merken. Entweder sieht sie sich als die einzige, die ihn versteht, und glaubt, ihm all das geben zu können, was keine andere ihm bisher zu geben vermochte. Oder sie spielt die dominante Rolle und will die Erziehung dieses erwachsenen Kindes in die Hand nehmen. Oft stecken hinter der Bereitschaft einer Frau, sich vom Mann zur Mutterrolle verführen zu lassen, unreflektierte Größenwünsche. Sie werden in der Realität meist bitter enttäuscht. Partnerschaften dieses Zuschnitts verlaufen nur selten glücklich. Vor allem das genitale Sexualleben leidet unter solchen Beziehungskonstellationen.

3.
Der strafende Vater – die Bedeutung der Vaterbeziehung für die Potenz

Viele Gläubige unseres Kulturkreises stellen sich Gott als einen gerechten, verständnisvollen, gütigen Vater vor, der seinen Kindern mit Sanftmut, Liebe und Nachsicht begegnet. Der biblische Gott des Alten Testaments würde über diesen gewaltlosen »Softie« bloß den Kopf schütteln. Auf keinen Fall würde er eine solche Charakterisierung auf sich beziehen. Wie sollte er auch – versteht er sich doch als absoluter Herrscher mit dem Anspruch auf alleinige Machtausübung.

Gott verlangt vom Menschen bedingungslosen Gehorsam: Sein Wille hat zu geschehen, »im Himmel wie auch auf Erden«. Wehe denen, die sich ihm widersetzen! Ihnen droht er mit Pest und Hungersnot. Und, wenn sie sich dann noch immer nicht unterwerfen, sogar mit Schlimmerem:

... wenn Ihr daraufhin noch immer nicht auf mich hört und mir immer noch feindlich begegnet, begegne auch ich Euch im Zorn und züchtige Euch siebenfach für Eure Sünden. Ihr eßt das Fleisch Eurer Söhne und Töchter. Ich vernichte Eure Kulthöhlen, zerstöre Eure Räucheraltäre, häufe Eure Leichen über die Leichen Eurer Götzen und verabscheue Euch. Ich mache Eure Städte zu Ruinen, verwüste Eure Heiligtümer und will den beruhigenden Duft Eurer Opfer nicht mehr riechen. Ich selbst verwüste das Land; Eure Feinde, die sich darin niederlassen, werden darüber entsetzt sein (Levitikus, 26, 14–38).

Gott – Spiegelbild des autoritären Vaters

Mit dem an Mütterlichkeit orientierten Vaterideal der Gegenwart hat der unerbittliche, rachsüchtige, sadistisch-grausame Despot aus der Bibel nicht viel gemeinsam. Das ist auch weiter nicht verwunderlich, denn im alttestamentarischen Gottesbild der Bibel spiegelt sich das autoritäre Vaterbild des frühen Patriarchats wider. Die Gott zugeschriebene Allmacht übten damals vermutlich die Landbesitzer aus, die mit dem Seßhaftwerden die Macht übernommen hatten.

Die meisten »göttlichen« Gebote des Alten Testaments – auch die berühmten »Zehn Gebote« – dienten weniger dem Zusammenleben der Menschen als der Aufrechterhaltung der Herrschaft und des Eigentums der Landherren. Dem alttestamentarischen Verhältnis zwischen Gott und Mensch entsprach in der Realität das Verhältnis zwischen dem Grundbesitzer und seinem leibeigenen Knecht. Wenn der Knecht wollte, daß es ihm »wohl ergehe auf Erden«, tat er gut daran, seinem Herrn zu huldigen und ihn gnädig zu stimmen. Auch der Sohn hatte sich widerspruchslos dem Willen des Vaters zu unterwerfen.

Es ist naheliegend, daß schon in der Urhorde der alleinige Anspruch des »Anführers« auf die Weibchen bei den männlichen Nachkommen Mißgunst und Eifersucht auslöste und schließlich zum Sturz des Anführers führte. Der daraus resultierende Vatermord ist nach FREUDs Ansicht die Grundlage von Religion und Kultur:

Eines Tages taten sich die ausgetriebenen Brüder zusammen, erschlugen und verzehrten den Vater und machten so der Vaterhorde ein Ende. Vereint wagten sie und brachten sie zustande, was dem Einzelnen unmöglich geblieben wäre. (Vielleicht hatte ein Kulturfortschritt, die Handhabung einer neu-

en Waffe, ihnen das Gefühl der Überlegenheit gegeben.) Daß sie den Getöteten auch verzehrten, ist für den kannibalen Wilden selbstverständlich. Der gewalttätige Urvater war gewiß das beneidete und gefürchtete Vorbild eines jeden aus der Brüderschar gewesen. Nun setzten sie im Akte des Verzehrens die Identifizierung mit ihm durch, eigneten sich ein jeder ein Stück seiner Stärke an. Die Totenmahlzeit, vielleicht das erste Fest der Menschheit, wäre die Wiederholung und die Gedenkfeier dieser denkwürdigen, verbrecherischen Tat, mit welcher so vieles seinen Anfang nahm, die sozialen Organisationen, die sittlichen Einschränkungen und die Religion (FREUD, 1913).

In allen Urmythen gibt es den Vatermord

Ob der Vatermord jemals real stattgefunden hat, wie FREUD vermutete, oder nur in der Vorstellung der Söhne, läßt sich schwer beurteilen. Tatsache ist aber, daß das Motiv des Vatermordes in allen Urmythen vertreten ist. Auch in der griechischen Mythologie, in Träumen und Phantasien kommt das Motiv des Vatermordes immer wieder vor.

Gerd suchte unser Institut wegen vorzeitigen Samenergusses und Erektionsstörungen auf. Wenn Gerd mit einer Frau Sex hatte, verlor er seine Erektion kurz nach oder während der Vereinigung. Der Erektionsverlust wurde von einer unkontrollierbaren Ejakulation begleitet. Nachdem Gerd im wahrsten Sinne des Wortes »ausgeronnen« war, ließ sich die Erektion – auch Stunden nachher – weder durch manuelle, noch durch orale Stimulation wiederherstellen. Derartige Versuche führten paradoxerweise eher zu einer Kontraktion des Penis als zu einer Schwellung.
Später stellten sich bei Gerd Träume ein, deren Inhalt mit der sexuellen Symptomatik in direktem Zusammenhang zu stehen schien: Er wurde von körperlich stärkeren Män-

nern, von Gewalttätern, manchmal auch von wilden Tieren bedroht. Immer dann, wenn die Auseinandersetzung im Traum auf den Höhepunkt zusteuerte und er sich zur Wehr setzen wollte, versagten ihm die Kräfte. Seine Arme wurden schwer und sanken bleiern herab; Gerd ergab sich resignierend seinem Schicksal. In diesem Augenblick wachte er meist schweißgebadet auf.

Gerd erkannte bald, daß die Aggressionshemmung im Traum der Schlüssel zu seiner sexuellen Störung war: Auch in seinen Träumen erfolgte der Spannungsabbruch – analog zum Geschlechtsverkehr –, bevor es zum eigentlichen Höhepunkt – im Traum zum Befreiungsschlag – kam.

Noch änderte diese Einsicht nichts an Gerds Symptomen. Nach etwa eineinhalb Jahren psychotherapeutischer Arbeit hatte Gerd folgenden Traum:

Ich stehe in einem verrauchten, zwielichtigen Café an der Bar. Im Hintergrund erkenne ich verschwommen die Lokalinhaberin und einige Gäste – dürftig bekleidete Huren, die sich mit alkoholisierten Männern unterhalten. Neben mir an der Theke steht ein größerer Mann in dunkler Lederjacke. Ich weiß, daß er ein Zuhälter ist. Er kehrt mir den Rücken zu und raucht eine Zigarette. Von ihm geht dumpfe Gefahr aus.

Ich will das Lokal verlassen, noch bevor er auf mich aufmerksam wird. Als könnte er meine Gedanken lesen, dreht er sich genau in diesem Augenblick zu mir und mißt mich mit herausfordernden Blicken. Als ich verlegen zu Boden schaue, huscht ein hämisches Grinsen über sein Gesicht. Er rückt näher und beginnt mich vor allen Gästen zu provozieren.

Ich weiß, wenn ich mich wehre, kommt es zu einer Schlägerei und er bringt mich um. Ich tue überaus erfreut, seine Bekanntschaft zu machen und lache sogar über seine Stänkereien, als wären es gute Witze. Doch er durchschaut meine Feigheit und treibt es um so ärger.

Mit einem kurzen Wink ruft er eine unglaublich geile Hure zur Theke und stellt sie mir als seine Frau vor. Völlig ungeniert beginnt sie mich in seiner Gegenwart anzumachen. Lauernd wartete er ab, wie ich reagiere. Mitten im Traum fällt mir plötzlich ein dummer Spruch ein, den mir ein Freund unlängst erzählt hat: »Du, Alter, gefällt dir vielleicht meine Frau?« »Nein, nein, ich habe sie nicht einmal angeschaut.« »Was, dir gefällt meine Frau nicht?« »Doch, doch, sie gefällt mir ganz gut.« »Dir hat aber meine Alte nicht zu gefallen!« Mich überkommt es heißkalt: Egal wie ich mich verhalte – ich sitze in der Falle. Ich kann mich nicht mehr herauswinden.

Die Lage spitzt sich zu. Ich habe nur noch die Chance, ihm zuvorzukommen. Und zwar so, daß er nicht mehr zurückschlagen kann – sonst bin ich dran. Als er mir kurz den Rükken zuwendet, ist das für mich der richtige Augenblick. Wie ferngesteuert greife ich nach einem großen, schweren Aschenbecher, der auf der Theke steht, und hole aus. Meine Hände zittern und ich fühle, wie meine Arme wieder schwer werden. Plötzlich höre ich in meinen Ohren einen hohen, sirrenden Ton. Ein Ruck geht durch meinen Körper, und ich schlage mit solcher Wucht zu, daß schon der erste Schlag seinen Schädel zertrümmert.

Schweigend kommen die Huren aus dem Hintergrund und bilden einen Kreis um uns. An ihren betretenen Gesichtern sehe ich, daß der Mann tot ist. Stumm und vorwurfsvoll schauen sie mich an: Ich hätte ihn ja nicht gleich umbringen müssen. Rechtlich bin ich aber außer Obligo. Es war Notwehr, alle wissen das. Trotzdem will mich keiner verstehen. Mich schmerzt, daß auch die Lokalinhaberin zu diesem miesen Schwein hält. Eigentlich hätte sie es ja verhindern müssen, daß er mich anstänkert. Bevor die Stimmung endgültig gegen mich umschlägt, verlasse ich das Lokal. Ich bin mir aber selbst nicht mehr sicher, ob ich im Recht war.

Vorzeitiger Erguß – Angst vor aggressiven Impulsen

Es ist natürlich nicht möglich, diesen Traum vollständig zu deuten, ohne Gerds Einfälle zu den einzelnen Traumstükken zu kennen. Doch die Grundthematik läßt sich auch schon bei einer oberflächlicheren Analyse gut erkennen.

Bei dem halbseidenen Café handelte es sich um einen »Tagesrest«. Gerd verkehrte damals tatsächlich häufig im Rotlichtmilieu, weil er sich wegen seiner Störung vor dem sexuellen Kontakt mit »normalen« Frauen fürchtete. Bei Prostituierten, die Gerds vorzeitigen Samenerguß nicht unbedingt als Nachteil empfanden – schließlich ist für sie Zeit wirklich Geld –, trat der vorzeitige Erguß kaum auf.

Am Traum fällt sofort auf, daß das Aggressionsthema mehrfach behandelt wird: der aggressive Zuhälter – Gerds Angst vor aggressiven Auseinandersetzungen –, sein sich jäh entladender, mörderischer Zorn und seine Enttäuschung über die ungerechten Schuldzuweisungen. Letztlich sind auch seine beginnenden Schuldgefühle wegen der Notwehrhandlung Ausdruck selbstaggressiver Tendenzen.

In Gestalt des stänkernden Zuhälters schafft sich Gerd – er ist schließlich der Regisseur des Traumes – die Voraussetzung für den Notwehrakt. Eine Zeitlang biedert er sich an und tut so, als wären die Provokationen witzige Späße. Eine solche aggressionsverleugnende Haltung ist für einen aggressionsgehemmten Menschen typisch.

Der Grund für Gerds Aggressionshemmung ist natürlich sein ungeheures Aggressionspotential, das sich im Traum kurz darauf »mörderisch« entlädt. Angesichts der Stärke seiner aggressiven Regungen fürchtet er sich früher und eindringlicher als andere davor, die Herrschaft über seine aggressiven Impulse zu verlieren. Er zieht schon bei den ersten Anzeichen eines Kontrollverlustes die Bremse. Es ist

naheliegend, daß Gerd im Unbewußten die sexuelle Entladung mit der aggressiven Entladung gleichsetzt und sie deswegen ebenfalls einer Hemmung unterwirft.
Wer aber ist der Zuhälter? In Gerds Vorstellung ist der Zuhälter der einzige Mann, dem sich eine Prostituierte sexuell hingibt, obwohl er sie nur brutal ausbeutet und schlägt. Er hingegen müsse für die Liebe teuer bezahlen, und diese ist nicht einmal echt. Die Rollenverteilung zwischen Gerd und dem Zuhälter erinnert natürlich an das ungleiche Verhältnis zwischen Vater und Sohn in der Kindheit. Der Vater genießt – ebenfalls als einziger Mann – bei der Mutter ein Recht, das dem Sohn immer vorenthalten bleibt: mit ihr sexuell verkehren zu dürfen. Wenn der Zuhälter für den Vater steht, verkörpern die Huren verdrängte erotische Anteile aus Gerds kindlicher Beziehung zur Mutter. Es scheint daher, als würden in diesem Traum Reste der infantilen Rivalität mit dem Vater um die Mutter thematisiert. Gerd erlebt den Zuhälter-Vater im Traum als übermächtige Bedrohung, der er sich nicht gewachsen fühlt. Er versucht, seiner Aufmerksamkeit zu entgehen. Als das nicht möglich ist, vermeidet er den Blickkontakt. Mit diesem schuldbewußten, unterwürfigen Verhalten scheint er das Mißtrauen und die Aggressionslust des »Alten« besänftigen zu wollen.
Ein solches Verhalten findet sich nicht nur bei Menschen, sondern auch im Tierreich. DUERR beschreibt ein ähnliches Muster bei den Männchen der Totenkopfaffen während der Paarungszeit. Sie *reiben den Penis bis zur Erektion, urinieren ein bißchen und stoßen dann dem anderen Tier ihr erigiertes Glied ins Gesicht. Gegenüber Weibchen ist dies wohl Werbeverhalten, gegenüber anderen Männchen offensichtlich der Versuch, sich diesen unterzuordnen: Bleiben diese nämlich nicht still und unterwürfig sitzen, werden sie – meist auf brutale Weise – angegriffen* (DUERR, 1993).

Aus Angst vor einem Angriff vermeidet auch Gerd die direkte Auseinandersetzung mit dem »väterlichen« Feind. Diesmal resigniert er aber nicht wie in seinen früheren Träumen, sondern er setzt sich zur Wehr. Allerdings wartet er, bis der andere ihm den Rücken zuwendet. Erst dann schlägt er zu. Der Alte kann gar nicht sehen, wer sein Mörder ist. Vielleicht ist das ein Hinweis, daß auch der Vater nicht merken sollte, welche mörderischen Wünsche der Sohn hegte. Indem er ihn mit dem ersten Schlag tötet, erspart er sich nicht nur die Schuldgefühle gegen den Angegriffenen, er muß auch dessen Vergeltung nicht fürchten.

Die heilsame Auflösung der Rivalität

Darüber hinaus hat Gerd mit dem Totschlag den unliebsamen Rivalen um die Mutter aus dem Weg geräumt. Diese wird vermutlich durch die Lokalinhaberin dargestellt. Sie ist, wie die anderen Huren, stumm und vorwurfsvoll und hält eher zu dem »miesen Schwein« als zu Gerd. Das Traumstück erinnert an Auseinandersetzungen, bei denen die Mutter nicht die Partei des Sohnes, sondern die ihres Mannes ergreift. Diesen »Verrat« tragen Söhne ihren Müttern noch lange nach.

Ganz offensichtlich hat Gerd in diesem Traum aus der frühen Kindheit stammende, gegen den Vater gerichtete Rivalitäts- und Todeswünsche befriedigt. Allerdings erfolgt der »Vatermord« im Traum so, daß dem Jüngeren keine »juristische« Schuld anzulasten ist. Dieses Detail ist vielleicht ein Hinweis, daß Gerd unter unbewußten Schuldgefühlen leidet, von denen sein Traum ihn befreien will. Dafür spricht auch der Vorwurf, den er der Lokalbesitzerin macht, sie hätte ihn doch vor dem Zuhälter beschützen sollen. Wahrscheinlich ist das eine späte Klage an die Mutter, daß sie ihn gegen den Vater zu wenig verteidigt hat.

Der psychische Konflikt, der hinter Gerds Potenzstörung steckt, wird jetzt sichtbar: Es ist die Rivalitätsangst vor dem Vater. Sie ist schuld, daß Gerd beim Koitus im wahrsten Sinne des Wortes »den Schwanz einzieht« und vorzeitig ausrinnt. Im Unbewußten setzt er jede Frau mit der Mutter gleich, die noch immer dem Vater gehört, dem er nicht in die Quere kommen darf. Gerd hat sich in der Kindheit dem Vater unterworfen und ist für sein Gefühl die Nummer zwei geblieben. Wann immer der Vater »auf den Plan trat«, zog sich Gerd zurück.

Gerd überwand im Traum die kindliche Angst vor dem Vater. Er unterwarf sich im Traum symbolisch nicht mehr dem Vater, sondern stellte sich im übertragenen Sinn an seine Stelle. Gerd schaffte es danach endlich, ein erwachsener Mann zu sein.

Das alte Verhaltensmuster des vorzeitigen Samenergusses konnte er mit Hilfe der im praktischen Teil beschriebenen Übungen bald ablegen und durch neue, angemessene ersetzen.

Die Art und Weise, wie ein Mann sich in der Rivalität mit Gleichgeschlechtlichen verhält, ermöglicht einen tiefen Einblick in sein Seelenleben: Männer, die sich dem Kampf gegen den Rivalen mutig stellen, gewinnen auf diese Weise auch die Liebe der Frau. Diejenigen, die der Rivalität ausweichen, ernten Verachtung. Ob dieses Muster genetisch angelegt ist oder kulturell erworben wurde, spielt nur eine untergeordnete Rolle.

Die Auflösung der kindlichen Rivalität – also ob es dem Sohn gelingt, den Vater zu überwinden, oder ob er ein Leben lang in der untergeordneten, dominierten Rolle bleibt – ist für die spätere Potenz eines Mannes von größter Bedeutung.

4.
Das Schicksalsdreieck – die Wiege der Eifersucht

Bei der Eifersucht handelt es sich zunächst einmal um eine völlig normale Empfindung – jeder hat sie, jeder kennt sie. Kein Mensch ist frei von Eifersucht. Schon Kinder wetteifern um die Gunst ihrer Eltern. Jeder Junge will seine Mami heiraten, jedes Mädchen will mit dem Papi eine Familie gründen. Die Rivalität unter Geschwistern füllt ganze Bände. Kein Wunder also, daß die Eifersucht auch im Erwachsenenalter noch manch sonderbare Blüte treibt.
Eifersucht ist eines der häufigsten Motive für Mord und Selbstmord. Sie ist ohne Übertreibung »eine Leidenschaft, die mit Eifer sucht, was Leiden schafft«.
Eifersüchtige Menschen führen selten ein glückliches Leben. Die Eifersucht überfällt sie wie ein Zwang, ohne daß sie etwas dagegen tun können. In vielen Fällen sind den Betroffenen die psychischen Hintergründe ihrer Eifersucht nicht bekannt. Auch wenn die meisten Eifersüchtigen unter ihrer Sucht leiden, fehlt ihnen – wie den meisten Süchtigen – die »Krankheitseinsicht«.

Der Ödipus-Komplex

Der Mensch wird in ein Dreieck – das Vater-Mutter-Kind-Dreieck – hineingeboren, dessen Muster sein späteres Beziehungsleben bestimmt. Paradoxerweise stellt sich aber dieser Zusammenhang aus der Warte des Kindes umgekehrt dar: Es wird nicht »hineingeboren«, es war schon immer da. Die anderen – der Vater, die älteren Geschwister, die Großeltern, die Verwandten, die Bekannten – kommen seiner Empfindung nach später dazu. Sie werden daher als unwillkommene Eindringlinge und Störenfriede der Symbiose mit der Mutter erlebt. Auf die Anwesenheit des Vaters reagiert der kleine Knabe schon sehr früh mit offener Eifersucht und Abwehr. Es dauert lange, bis er akzeptieren kann, daß nicht er, sondern der Vater mit der Mutter das Bett teilt.

Die ewige Rivalität zwischen Vater und Sohn, die in der Mythologie – und manchmal auch in der Realität – mit dem Vatermord endet, hat FREUD zu einer zentralen These seiner Lehre gemacht. In Anlehnung an die Tragödie vom griechischen König Ödipus, der auf dem Weg nach Theben seinen Vater erschlug und anschließend seine Mutter heiratete, bezeichnete FREUD diesen unvermeidlichen Rivalitätskonflikt des Menschen als »Ödipuskomplex«. Ein Prozeß, den jedes Kind – auch ein Mädchen – im Alter von drei bis fünf Jahren durchläuft. Mit der Aufgabe der sexuellen Wünsche – »Ich heirate Mama/Papa« – und mit der Identifikation mit dem/der »Rivalen/in« – »Ich werde wie Mama/Papa« – endet der ödipale Konflikt. Indem sich das Kind dem Inzesttabu unterwirft, löst es sich gleichzeitig von seinen Eltern und wird innerlich frei. Am Ende des Reifungsprozesses sollten die Heranwachsenden schließlich zu einer einigermaßen realistischen Sicht der Eltern gelangt sein – sie sollten diese weder als Götter idealisieren, noch als Teufel verdammen.

Erst die Anerkennung dieser ersten großen Liebesniederlage ermöglicht die Überwindung der Eifersucht und führt zu einer neuen Freiheit. Wie die Märchenhelden muß auch das Kind im übertragenen Sinn seine Eltern »verlassen«, also die ihnen geltenden Liebeswünsche aufgeben, und in der Ferne einen eigenen Prinzen oder eine Prinzessin finden.

Menschen, denen es nicht gelungen ist, das infantile Eltern-Kind-Dreieck zu überwinden, laufen Gefahr, dieses frühkindliche Beziehungsmuster auf ihre späteren Beziehungen zu übertragen. Dabei wiederholen sich natürlich auch dieselben Konflikte, die charakteristisch für die Kindheit sind. Ohne es zu merken, nehmen die Betroffenen auch in der Partnerschaft wieder die Rolle des Kindes ein. Wer sich von anderen ständig in seiner Liebesbeziehung bedroht fühlt, gesteht damit automatisch seine Unterlegenheit ein.

Natürlich kann die Auflösung dieser ersten, schicksalhaften Dreiecksbeziehung durch das Verhalten der Eltern erleichtert oder erschwert werden. Für den heranwachsenden Jungen hängt viel davon ab, wie der Vater auf seine kindliche Rivalität reagiert. Ein übermäßig strenger, despotischer Vater wird seinem Sohn den Weg in die Unabhängigkeit genauso erschweren wie ein Vater, der schwach und labil ist. Der »Kampf um die Mutter« setzt schon sehr früh im Leben eines jeden Jungen ein: Wenn die Eltern einander zärtlich umarmen, wirft er sich dazwischen. Wenn sie miteinander sprechen, fällt er ihnen ins Wort. Die Wünsche, die etwa ein Vier- bis Fünfjähriger gegen seinen Vater hegt, sind alles andere als freundlich. Viele seiner bewußten und unbewußten Attacken richten sich gegen das väterliche Genitale. Der Mutter gegenüber äußert er nicht nur Heiratsanträge, sondern auch seine Vorstellung davon, was mit dem Vater am besten geschehen solle. René z. B. will seinen Vater mit einer Rakete ins Weltall schießen, Andreas seinen in eine »Grube« werfen.

Natürlich wünscht der kleine Junge nicht den realen Tod seines Vaters, dessen wirklicher Verlust ihn zutiefst schmerzen würde. Er will lediglich die geliebte Mami für sich allein haben und sie nicht mit einem anderen teilen müssen. Der Wunsch nach Ausschließlichkeit und Einzigartigkeit, der in erwachsenen Liebesbeziehungen als völlig legitim gilt, geht bis in die frühste Kindheit zurück.

Selbst dann, wenn der Vater ausgesprochen nett ist, wird der kleine Junge wegen seiner unerfüllbaren ödipalen Wünsche Neid und Haß entwickeln. Um wieviel stärker werden diese erst, wenn sich der Vater nicht nur als phantasierter, sondern als durchaus realer Feind darstellt! Wird der kindliche Haß des Sohnes durch die väterliche Erziehung – etwa durch demütigende Erziehungspraktiken – unnötig gesteigert, ist die erfolgreiche Verarbeitung dieser destruktiven Affekte nicht möglich. Der Junge schwankt dann in seiner gefühlsmäßigen Beziehung zum Vater zwischen angstvoller Unterwürfigkeit, trotziger Verweigerung, Haß und Schuldgefühlen.

Das Geheimnis der Kastrationsangst

Die Angst, die hier zum ersten Mal ins Spiel kommt, wird in der Psychoanalyse »Kastrationsangst« genannt. Vereinfacht ausgedrückt handelt es sich um die Angst eines kleinen Jungen, vom Vater gewaltsam zur Frau gemacht zu werden. Natürlich werden Sie jetzt einwenden, daß das kompletter Unsinn sei. Kein Junge fürchte, vom Vater kastriert, zur Frau gemacht zu werden, und kein Vater verfolge solche Ziele.

Woher nehmen Sie Ihre Sicherheit? Denken Sie doch nur an die Drohungen, denen kleine Jungen ausgesetzt sind, wenn sie mit ihrem Genitale spielen! Oft genug heißt es dann, ihr »Vogerl« würde davonfliegen, wenn sie damit noch länger spielen. Oder die Finger würden schwarz werden und abfallen. In diesem Fall wird die Kastrationsdrohung vom Genitale auf die Finger verschoben. Nicht an-

ders geht es im Struwwelpeter zu: Als der kleine Junge seinen »Finger lutscht« (masturbiert), kommt der Schneider mit der Schere und schneidet ihm den Finger weg …
Der Kastrationsdrohung liegen infantile Kastrationswünsche zugrunde. Die ursprüngliche Kastrationsdrohung geht nämlich vom Sohn aus und entspricht seinem Neid auf das größere, und daher auch überlegene Genitale des Vaters. Der Penisneid, den FREUD beim Mädchen konstatierte, findet sich natürlich auch beim Jungen. Dieser reagiert auf seinen Penisneid nicht anders als ein Mädchen. Viele Jungen kommen in diesem Zusammenhang zu dem Schluß, daß ihr Penis zwar kleiner, aber dafür viel schöner sei als der des Vaters. Der Ausgang des ersten, gleichgeschlechtlichen Rivalitätsverhältnisses entscheidet auch weitgehend darüber, ob ein Mann später beherzt mit anderen Männern um die Gunst einer Frau rivalisieren kann oder ob er sich dem Rivalen unterwirft und auf die Frau verzichtet.
Beim Geschlechtsverkehr spielt die Kastrationsangst eine große Rolle: Jede Angst führt beim Sex dazu, daß sich Hodensack und Penis so zusammenziehen, wie es geschieht, wenn ein Mann ins kalte Wasser steigt.

Wie Männer Männer kastrieren

Die psychische Kastration – ein Mann macht einen anderen »zur Frau« – spielt sich natürlich auch unter Erwachsenen ab. So wird zum Beispiel in amerikanischen Gefängnissen beinahe jeder junge Mann sexuell genötigt. Nach der Devise »fight or get fucked« entscheidet sich am Beginn der Haft, ob er sein Geschlecht behalten darf oder ob er nach der ersten Vergewaltigung für die gesamte Dauer seines Aufenthaltes als Opfer stigmatisiert ist und immer wieder gefickt werden wird. Wer einmal penetriert worden ist, gilt als »punk«, als Schwächling oder Feigling, der nicht

kämpfen kann oder will. Die Vergewaltigungen entscheiden, welchen Platz ein Mann in der Hierarchie einnimmt. Symbolische Vergewaltigungen finden unter Männern laufend statt. Denken Sie nur an die Überholduelle auf den Landstraßen oder an Kreuzungen – oder an das Fußballspiel: Allein schon die affektgeladenen, lautstarken Kommentare mancher Fußballplatzbesucher während des Spiels zeigen, daß es hier nicht nur um Sport geht. Das Vokabular vieler Fußballfans strotzt vor homosexuellen Anschuldigungen und Vergewaltigungsdrohungen. Ein Spieler, der eine gute Chance vergibt, ist im einschlägigen Jargon eine »arschwarme Sau«. Ein Schiedsrichter, der eine vermeintliche Fehlentscheidung trifft, gehört »in den Arsch gepudert«. Oft möchte der leidenschaftliche Fan dem Gegner gerne den »Arsch aufreißen«.
Schon das Szenario des Fußballspieles spricht Bände. Ausgangspunkt ist, daß zwei, in der Regel männliche, Mannschaften einander gegenüberstehen, wobei jede über eine Öffnung – die Toröffnung oder das Fußballtor – verfügt, die sie vor der gegnerischen Mannschaft mit allen ihr zur Verfügung stehenden Mitteln verteidigen muß.

Gleichgültig, ob man die Toröffnung als Symbol für den männlichen Anus oder für die weibliche Vagina deutet, der Sinngehalt wird dadurch nicht verändert: Auf der heterosexuellen Ebene entspricht dieser Vorgang dem Kampf zweier Schlachtreihen, wobei die Unterlegenen zulassen müssen, daß die Siegreichen in ihre Frauen (symbolisiert durch das Fußballtor) eindringen (sie vergewaltigen), weil sie deren »Öffnungen« nicht mehr verteidigen (schützen) können. Vereinfacht ausgedrückt: Zwei Männer rivalisieren um eine Frau. Einer von beiden drängt, der andere stellt sich ihm entgegen. Bis einer schließlich siegreich aus dem Kampf hervorgeht, dem dann die Frau (das Tor) zugesprochen wird.

Auf der homosexuellen Ebene wird der Verlierer selbst zur Frau gemacht (kastriert), indem er sich dem Stärkeren unterwerfen, ihm also seine eigene »Öffnung« zur Verfügung stellen muß. Allein die Redewendung »Der Tormann hat sein Tor ›rein‹ gehalten« deutet die Beziehung zur Analität, aber auch zur Virginität an. Auch zwischen dem erfolgreichen »Torschuß« und der Ejakulation besteht eine gewisse Affinität. Der Torerfolg, der bei der einen Mannschaft zu euphorischen Größengefühlen führt, bedeutet für die andere demnach Demütigung, Kastration, Vergewaltigung und erzwungene Defloration (HOFFMANN, 1992).

5.
Das Inzesttabu – die Basis unserer Kultur

Solange die Beteiligung des Mannes an der Zeugung unbekannt war, schrieben die Urvölker die Zeugungskraft einem Totem zu.
Ein Totem ist ein Gegenstand oder ein Bildnis, das als Verkörperung des Ahnen, von dem sich die Sippe eines Naturvolkes ableitet, verehrt wird. Totems waren häufig Tiere. Aber auch Pflanzen oder Naturphänomene konnten Totems sein. Jeder Stamm hatte sein eigenes Totem, dem er sich zugehörig fühlte und dessen Gebote er streng befolgte. Dem Totem wurden magische Kräfte zugeschrieben. War es ein Tier, durfte es weder getötet noch verletzt werden. Es galt als unberührbar. Von den Jägern, die sein Zeichen trugen, mußte das Tier geschont werden.
FREUD sieht die Entstehung des Totemglaubens in engem Zusammenhang mit der Ermordung des Anführers der Urhorde, des Urvaters, durch die Brüdergemeinschaft. Die Totemverbote oder »Tabus« betrafen alle jene Gebote und Verbote, die ursprünglich vom Vater ausgegangen waren – in erster Linie natürlich die sexuellen Beziehungen zu den Frauen der eigenen Sippe.

Die Urform der Liebe

FREUD (1913) geht davon aus, daß die Liebe der Urhorde primitiv in dem Sinne war, als die zärtlichen und sexuellen Empfindungen noch nicht getrennt wurden. Anders gesagt: Ein direktes Familienmitglied wurde nicht nur zärtlich geliebt, sondern auch sexuell begehrt. Die Folge davon waren Mord und Totschlag. Im Kampf um die begehrten

Mütter und Schwestern tötete die Brüderschar den Vater der Urhorde.

Eine der Reaktionen auf den Vatermord war das Verbot jeder sexuellen Beziehung mit den von der Kindheit an zärtlich geliebten Frauen der Familie. Damit war der Keil zwischen die zärtlichen und sinnlichen Regungen des Mannes eingetrieben, der heute noch in seinem Liebesleben festsitzt. Infolge dieser Exogamie mußten sich die sinnlichen Bedürfnisse der Männer mit fremden und ungeliebten Frauen begnügen (FREUD, 1913).

Das Inzesttabu gehört somit neben dem Verbot der Tötung des Totemtieres – in dem die Schuld der Söhne wegen des Mordes am Vater ihren Niederschlag findet – zu den ältesten Tabus der Menschheit. Menschen, die dem gleichen Totem angehörten, waren füreinander tabu und durften keine sexuellen Beziehungen eingehen. Da das Totem ursprünglich in der Mutterlinie weitergegeben wurde, betraf das Tabu lediglich den Geschlechtsverkehr zwischen Mutter und Sohn und zwischen Geschwistern. Ob dadurch der sexuelle Anspruch des Vaters auf die Frauen seiner Familie wieder hergestellt wurde oder ob der Beischlaf zwischen Vater und Tochter vom Tabu deswegen nicht betroffen war, weil der Mann als Erzeuger noch nicht erkannt worden war, muß unbeantwortet bleiben.

Erst das Inzesttabu machte Ordnung möglich

Indem die Mutter für den Sohn tabu wurde, war dieser gezwungen, sich seine Frau außerhalb der Familie zu suchen. Dadurch entstand Ordnung in der Familie. Kein Wunder also, daß so viele Mythen die Notwendigkeit des Inzesttabus hervorheben. Wie auch im Märchen einem jungen Mann alle Zimmer offenstehen, nur eines nicht. Er hat aber nur an dem einen, verbotenen Interesse. Als er es dann doch heimlich betritt, bricht das Chaos aus. – Man braucht für das Wort »Zimmer« nur »Frauenzimmer« einzusetzen, und schon ergibt sich der verborgene Sinn der Erzählung: Alle Frauen stehen dem heranwachsenden Sohn »offen«, mit allen darf er verkehren, nur eine einzige bleibt ihm für immer verschlossen – die Mutter.

Es ist anzunehmen, daß die Machtkämpfe in der Urhorde – als Folge der Triebanarchie – sehr bald zur Errichtung des Inzesttabus führten. Das Inzesttabu ist eine wesentliche Säule der menschlichen Kultur und die Grundlage jeder sozialen Ordnung. Erst durch die Errichtung des Inzesttabus konnte das friedliche Zusammenleben in der Familie gesichert werden. Vorher gefährdeten sexuell motivierte blutige Rivalitätskämpfe, hauptsächlich unter den männlichen Familienmitgliedern, den sozialen Zusammenhalt.

Natürlich hat dies nicht überall die gleiche Ausformung erfahren wie in unseren Breiten. Aber es gibt keine Kultur, in der das Geschlechtsleben in der Familie bzw. in der Sippe nicht irgendwelchen Einschränkungen und Verboten unterworfen ist.

Inzestuöse Wünsche sind da, sie werden aber verdrängt

In seiner ursprünglichen Form verbot das Inzesttabu nur sexuelle Beziehungen unter Blutsverwandten, vor allem jene zwischen Mutter und Sohn. Später wurde auch die Vater-Tochter-Beziehung in abgeschwächter Form diesem Tabu unterworfen. In unserer Kultur sind sogar alle Abhängigkeitsbeziehungen, die dem Eltern-Kind-Verhältnis ähneln, vom Inzesttabu betroffen.

In der Kulturgeschichte des Menschen wurde das Inzestabu immer wichtiger. Bald reichte die Unterlassung der inzestuösen Handlung nicht mehr aus. Zur besseren Absicherung des Tabus mußte auch der *Inzestwunsch*, als Vorstufe zur Tat, der Ächtung unterworfen werden.

Da der inzestuöse Wunsch nun nicht einmal mehr in der Phantasie ausgelebt werden durfte, mußte er natürlich verdrängt werden. Das heißt aber noch lange nicht, daß damit die inzestuösen Wünsche wirklich aus den Köpfen der Familienangehörigen verschwunden waren. Die Häufigkeit, mit der das Inzesttabu gerade in unserer Gesellschaft gebrochen wird, ist ein deutlicher Beweis dafür, daß die verdrängten Triebwünsche im Unbewußten fortbestehen. Sobald die Verdrängungsschranke (z. B. unter Alkoholeinfluß) durchlässig wird, verlangen die unterdrückten Begierden nach Befriedigung.

Wie bedeutend die unbewußten und geheimen Phantasien sind, wird allgemein verschwiegen. Erst in letzter Zeit wagen es führende Sexualwissenschaftler wie William SIMON, die Wahrheit auszusprechen. Er sagt unter anderem, *daß die Vehemenz der zeitgenössischen Reaktionen auf das Problem [des Mißbrauchs] nicht allein dem Wunsch nach einem Schutz der Kinder entspringt, sondern auch dem Bedürfnis nach Selbstschutz* (SIMON, 1995).

Der deutsche Wissenschaftler Gunter SCHMIDT schließt sich dieser Meinung an. Er macht um die Jahrhundertwende eine Inzestdebatte aus, die er nicht nur als *Ausdruck des real vorkommenden [und vielleicht auch häufiger vorkommenden] Inzests* interpretiert, sondern auch als Ausdruck *der allgemeinen Beunruhigung über Inzestwünsche und -ängste, die in dieser engen Familie ausgebrütet wurden* (SCHMIDT, 1982).

Für die Gegenwart konstatiert SCHMIDT eine neuerliche Verschärfung des Inzestkonflikts durch den Intimitätsschub in der Familie. Die Abwehrhaltung der Männer ist groß: Aufgrund der geltenden sozialen Normen fühlen sich Männer schuldig, wenn sie verbotene Phantasien haben. Sie versuchen, sich innerlich davon zu distanzieren. Mit den anstößigen Vorstellungen wird allerdings auch die Erregung verdrängt, die damit verbunden ist. Die Verringerung und Störung der Liebeskraft ist die unvermeidliche Folge.

Obwohl das inzestuöse Begehren nur noch aus dem Unbewußten wirken kann, beschwört es in abgeschwächter Form in der Familie dieselben Konflikte herauf wie in grauer Urzeit. Nicht ohne Grund geschehen die meisten Gewaltverbrechen innerhalb der Familie. Rivalität, Neid und Eifersucht gehören genauso zum familiären Alltag wie Liebe, Fürsorge und Zusammenhalt.

6.
Das »schwarze Loch« – die Urangst des Mannes

Eigentlich stammt die Bezeichnung »schwarzes Loch« aus der Physik. Damit beschrieben Physiker den Zustand eines Sterns nach seinem Kollaps. Wegen seiner ungeheuren Anziehungskraft – ein schwarzes Loch zieht sogar Licht an – kann nichts von dem, was in ein schwarzes Loch gefallen ist, jemals wieder entweichen. Die Vorstellungen, die zur Urangst des Mannes vor dem weiblichen Genitale führen, ähneln den physikalischen Beschreibungen: Alles, was im weiblichen Genitale verschwindet, kehrt nie wieder zurück. Die Vorstellung mancher Physiker, daß ein schwarzes Loch mit einem weißen in Verbindung steht, deckt sich mit der Vorstellung von der doppelten Funktion des weiblichen Genitales als Tor zum Leben und zum Tod. Die doppeldeutige Bezeichnung »schwarzes Loch« und die Diskussionen der Physiker weisen darauf hin, daß auch den Wissenschaftlern die Parallele zum weiblichen Genitale auffiel.

Die Frau – Göttin und Hexe

Überlieferungen zeigen, daß der Wandel vom Matriarchat zum Patriarchat nicht immer friedlich vor sich ging. Einer alten Sage der Ona auf Feuerland nach verlief die Entmachtung der Frau sogar gewaltsam: *[...] in jenen fernen Tagen also war die Hexerei nur den Frauen in Ona-Land bekannt. [...] einem großen Gemetzel [entkam] nicht eine einzige Frau in menschlicher Gestalt* (CAMPBELL, 1992).
Die geheimnisvolle Macht der Frau, zu gebären und zu stillen, erregte beim Mann nicht nur Ehrfurcht und Bewunderung, sondern auch Mißtrauen und Angst: Wer so

mächtig war, Leben zu erschaffen und zu erhalten, dem konnte man auch die Fähigkeit zutrauen, es wieder zu nehmen und Krankheiten, Unheil und Verderben zu schikken. Hand in Hand mit dem Bild von der fruchtbaren Göttin entstand so die Angst vor der furchtbaren Hexe. Lange Zeit schwelte diese Angst in den Köpfen der Männer. Da es für so geheimnisvolle Vorgänge wie Menstruation, Schwangerschaft und Geburt keine Erklärung gab, konnten unsere prähistorischen Vorfahren nur magische Kräfte dafür verantwortlich machen. Mit der Erkenntnis, daß nicht die geheimnisvolle Magie des weiblichen Körpers, sondern die männliche Zeugungskraft für die Fortpflanzung verantwortlich war, schlug die Angst in offenen Haß gegen die Frau um. Bis heute leiden Frauen in aller Welt unter den Folgen ihrer Entmachtung. Im Aberglauben finden sich noch Reste aus jener Phase der Menschheitsentwicklung, in der dem Körper der Frau – vor allem während der Schwangerschaft – magische Kräfte zugeschrieben wurden. Die Kristallkugel der Wahrsagerin erinnert an die ursprünglich okkulte Bedeutung des schwangeren Körpers. Warum die kristallene Kugel noch immer dazu verwendet wird, die Zukunft vorherzusagen, ist leicht zu erraten: Im kugelförmigen Bauch der Schwangeren liegt tatsächlich die Zukunft des Menschen. Darüber hinaus gibt es wohl auf der ganzen Welt keine schwangere Frau, die nicht wissen möchte, wer das Wesen ist, welches sie unter ihrem Herzen trägt, und wie seine künftiges Schicksal sein wird.

Aber der weibliche Körper wurde eben nicht nur als Sitz der guten, Leben hervorbringenden Kräfte, sondern auch als unheilvoll und Leben verschlingend gesehen. Diese tiefsitzende Ambivalenz dem weiblichen Körper und seinen Säften gegenüber hielt sich bis heute und findet sich überall auf der Welt.

Die dualistische Auffassung des Zaubertrankes als Heilmittel und tödliches Gift leitet sich von der Muttermilch ab. Derselbe Gegensatz findet sich in der Schlangensymbolik. Seit Menschengedenken wird die Schlange wegen ihres todbringenden Bisses gefürchtet. Andererseits symbolisiert die Äskulapnatter die Heilkraft.

Daß die Schlange im Patriarchat zum Inbegriff des Bösen wurde, offenbart die tief verwurzelte Angst des Mannes vor der Frau: Im Mythos vom Garten Eden tritt der Teufel in Gestalt einer Schlange auf und verführt Eva zum Sündenfall. Die sexuelle Anziehungskraft, die vom weiblichen Körper ausgeht, ist die Ursache dafür, daß die Frau von jeher als Verführerin dargestellt wurde.

In der angstgeprägten Vorstellung von der »Vagina dentata« und im Vampirglauben finden wir die Antwort, warum Männer zu allen Zeiten die geschlechtliche Vereinigung mit der Frau nicht nur herbeisehnen, sondern auch fürchten. Allerdings ist diese Angst den meisten Männern nicht einmal ansatzweise bewußt. Erst wenn sie durch lebensgeschichtliche Umstände Verstärkung erfährt, wird sie für das Liebesleben eines Mannes zur Gefahr.

Draculas Vorfahren

Im Vampirglauben wird die angstauslösende sexuelle Vereinigung ganz offensichtlich von der genitalen Ebene auf die orale verschoben. Der Vampir übt den Liebesakt ja nicht mit seinem Geschlechtsorgan aus, sondern mit seinen langen, spitzen Zähnen, die ihre phallische Herkunft nicht verbergen können. Redewendungen wie jemanden »zum Fressen gern haben« oder jemanden »vernaschen wollen« erinnern an die enge Verknüpfung zwischen der oralen und der genitalen Sexualität.

Vampire verhalten sich im Grunde nicht anders als Säuglinge, die beim Stillakt die Brust der Mutter aussaugen. Sie brauchen nur in das Gesicht eines Säuglings zu schauen, um das allumfassende, grenzenlose Glück nachempfinden zu können, welches er an der Brust der Mutter erfährt, wenn er gestillt wird. Psychoanalytiker bezeichnen dieses frühe Glücksgefühl sogar als »alimentären Orgasmus«. Es gehört in solchen Augenblicken nicht viel Phantasie dazu, um in der nährenden, sättigenden, lustspendenden Brust das Urbild des Göttlichen, des Himmlischen zu erkennen.

Bei genauerer Analyse enthüllt sich der Biß des Vampirs als reziproke Darstellung des Stillaktes: Die Mutter nimmt die Rolle des Säuglings ein. Die infantile Vorstellung, von der Mutter »verschlungen« zu werden, gehört zu den Urängsten des Menschen. Sie entsteht in der Stillphase während der ersten drei bis vier Lebensmonate. Der hungrige Säugling projiziert seine oral-aggressive Gier und Wut auf die Mutter, die sich als Folge dieser Projektion in der Phantasie des Kindes tatsächlich in einen »Vampir« verwandelt. Der Mutter kommt in dieser Phase die Funktion eines Spiegels für das affektive Geschehen des Kindes zu. Die Art, wie das Kind die Mutter wahrnimmt, verläuft parallel zu den Vorgängen im Inneren des Kindes: Geht es dem Säugling gut, ist auch die Mutter gut. Ist er hungrig oder wütend, wird auch die Mutter zu einem wütenden, gierigen Monster.

Die widersprüchlichen Erfahrungen, die ein Säugling im Zusammenhang mit der Bemutterung macht, der Wechsel von Hunger und Sättigung, Lust und Unlust, Spannung und Entspannung, Nähe und Verlassenheit, Wärme und Kälte, Licht und Dunkelheit, Angst und Geborgenheit, spalten auch sein Mutterbild. Die anwesende, spannungsmindernde Mutter bildet die Grundlage der guten Mutterimago. Die abwesende, unbefriedigende Mutter wird zum Vorbild der bösen. Aus dem Urerlebnis der guten und der bösen Mutter entwickeln sich die bekannten archetypischen

Vorstellungen von Himmel und Hölle, von der Göttin und der Hexe. Aus der emotionalen Finsternis, der Entbehrung und der Verzweiflung, die die Abwesenheit der Mutter beim Säugling hervorruft, resultiert der Archetypus der Hölle oder des Todes: ein immerwährender Zustand des Hungers, der Unbefriedigtheit und des Hasses, absoluter Kälte, ewiger Leere und völliger Einsamkeit. Störungen in der frühen Symbiose mit der Mutter können sich im späteren Leben durch mangelnde Beziehungsfähigkeit, durch unersättliche Verschmelzungswünsche bei gleichzeitiger Angst vor Nähe ausdrücken.

Im Laufe der kindlichen Entwicklung wird aus der phantasierten Gleichzeitigkeit der emotionalen Abläufe – wenn ich böse bin, ist auch die Mutter böse – eine kausale Folge: »Weil ich die Mutter fressen wollte, will die Mutter auch mich fressen.« Wir stoßen hier zum ersten Mal auf die Vergeltungsangst, die auch dem primitiven Rechtsempfinden des Menschen, daß Gleiches mit Gleichem vergolten werden muß, zugrundeliegt.

Der Anfang der Kastrationsangst

LEWIN macht darauf aufmerksam, daß die Angst vor dem Verschlungen- oder Gefressenwerden in einer Phobie zum Ausdruck kommen kann, »zum Beispiel als Befürchtung, vom Krebs oder anderen Erkrankungen aufgefressen zu werden« (LEWIN, 1982). Bei der Vampirangst kann es sich auch um eine Vergeltungsangst handeln: Die Mutter rächt sich für etwas, das ihr ursprünglich angetan wurde, indem sie nun ihrerseits Menschen aussaugt und verschlingt. Nun ist es aber so, daß die Frau nicht nur einen Mund hat, sie hat gleich zwei. Die Beschaffenheit des weiblichen Genitales zeigt schon rein äußerlich die Ähnlichkeit zum Mund. An diese Übereinstimmung erinnern in der deutschen Sprache die Bezeichnungen »Schamlippen« und »Muttermund«. Was liegt also angesichts dieser Identität näher, als auch die untere »Mundöffnung« mit denselben Attributen auszustatten wie die obere! So entstand das Phantasma von der »Vagina dentata«, dem bezahnten weiblichen Geschlechtsorgan, das alles verschlingt, was in seinen Schlund eingeführt wird.

Der Geschlechtsakt mit der Frau war daher in der Vorstellung des Mannes von Anfang an mit der Gefahr der Kastration verbunden. Manchmal nicht ganz unbegründet: Die überdurchschnittlich hohe Ablehnung der Fellatio von Partnerinnen potenzgestörter Männer (64,9 % im Vergleich zu nur 35,7 % der Partnerinnen potenter Männer) könnte mit einer Abwehr oral-agressiver Kastrationswünsche der betreffenden Frauen erklärt werden. Nicht nur der Mann, auch die Frau hemmt aggressiv-sexuelle Wünsche. Unlust und Ekel sind oft nichts anderes als Folgen dieses unbewußten Abwehrvorganges. Diese unbewußten weiblichen Kastrationswünsche führen bei einem Mann zu einer entsprechenden Resonanz, die ohnedies schon vorhandene Kastrationsängste verstärkt. Der erektilen Impotenz käme in diesem Fall eine Schutzfunktion zu: Um der Gefahr der Kastration im weiblichen Genitale zu entgehen, bricht die Erektion unmittelbar vor dem Eindringen zusammen oder bleibt überhaupt aus.

Die dualistische Auffassung von der Frau als lustspendender Göttin einerseits und kastrierender Hexe andererseits, geht auf früheste Erfahrungen zurück, die sich im Laufe der Entwicklung weiter ausformten. Die Urangst des Mannes vor der Frau und ihren magischen Fähigkeiten findet sich zu allen Zeiten und in allen Kulturen, nicht nur bei den Onas auf Feuerland. Das Handbuch der Hexenjäger, der 1487 verfaßte »Hexenhammer«, verrät die unbewußten männlichen Ängste, die dem Hexenglauben zugrunde liegen.

7.
Traum und Alptraum – die Abgründe der männlichen Sexualität

Zur Jahrhundertwende erschien Sigmund FREUDs wohl berühmtestes Werk – »Die Traumdeutung«. FREUD war es, mit der von ihm entwickelten psychologischen Technik der »freien Einfälle«, zum ersten Mal gelungen, das Geheimnis des Traumes zu entschlüsseln und dessen verborgenen Sinn freizulegen. Das überraschende Fazit: Jeder Traum ist eine Wunscherfüllung. Ein Satz, der in der Psychoanalyse bis heute Gültigkeit hat. In der Analytischen Psychologie nach C. G. JUNG wird ein anderer Weg beschritten. JUNG, ein ehemaliger Schüler FREUDs, stützt sich in seiner Trauminterpretation auf das sogenannte »kollektive Unbewußte«. Die Inhalte des kollektiven Unbewußten sind »Archetypen«, die JUNG aus Mythen, Sagen und Märchen erschloß. Der Schweizer Wissenschaftler betrachtete den Traum und dessen Deutung als eine Möglichkeit zur vollständigen Persönlichkeitswerdung.

FREUD bezeichnete den Traum als »Königsweg ins Unbewußte«. Wir haben dem Traum und der Traumdeutung in unserem Buch nicht ohne Grund großen Platz eingeräumt. Das Verständnis der eigenen Träume führt immer zu einer Bewußtseinserweiterung. Wir machen Sie auf den folgenden Seiten mit einer Methode der Traumanalyse vertraut, mit der Sie Ihre unbewußten, psychischen Konflikte erkennen und – sind diese erst einmal bewußt – einer Lösung zuführen können. Sollten Sie sexuelle Schwierigkeiten haben, empfehlen wir Ihnen, Ihr Unbewußtes mit dieser Vorgangsweise zu erforschen. Lassen Sie sich von eventuellen anfänglichen Verständnisschwierigkeiten beim Lesen nicht entmutigen! Sie werden bald durchschauen, worauf es ankommt. Mit einem Zugang zu den unbewußten Hintergründen Ihrer sexuellen Problematik werden Sie mit den Übungen des praktischen Teils schneller Erfolg haben.

Der Traum – Hüter des Schlafes

FREUDs Technik der Traumanalyse besteht im wesentlichen darin, den Traum in einzelne Stücke zu zerlegen und zu jedem Traumstück frei zu assoziieren. Nicht die logische Denkarbeit, sondern die spontanen Einfälle zu den einzelnen Traumstücken – gleichgültig, ob sie nun passend erscheinen oder nicht – führen zum Verständnis und zu einem Aussagewert der Träume.

Im weitesten Sinne bedient sich der Traum einer Art Bildersprache, in der die Wünsche, die im Traum als erfüllt dargestellt werden, ihren Ausdruck finden.

Bei Kinderträumen ist der wunscherfüllende Charakter des Traumes offensichtlich: Christoph wünscht sich schon lange eine elektrische Eisenbahn. In einem Traum öffnet er die Tür zum Wohnzimmer und entdeckt voller Freude Gleisanlagen und eine Elektrolok.

Auch in vielen Träumen Erwachsener werden bewußte und unbewußte Wünsche – manchmal sogar völlig ungeniert – erfüllt. Zum Beispiel dann, wenn Sie sich im Traum am WC befinden, um Ihre Notdurft zu verrichten. Unmittelbar darauf erwachen Sie mit heftigem Harndrang. Ihr WC-Traum ließ Ihren Wunsch schon in Erfüllung gehen! Oder: Sie sind durstig und träumen von kalten Getränken. Vermutlich läutete auch Ihr Wecker schon einmal vergeblich, weil Sie im Traum längst aufgestanden waren.

Schlafstörende physische Spannungen – Hunger, Durst, Schmerz, Harndrang, sexuelles Verlangen – oder äußere Reize – Geräusche, Licht- und Temperaturveränderungen, Berührungen – werden häufig in den Trauminhalt »eingebaut«.

Und zwar so, daß sie entweder als erfüllt bzw. beseitigt oder als belanglos und unerheblich dargestellt werden. Es besteht dann kein Grund mehr zu erwachen. Nicht von ungefähr bezeichnete FREUD den Traum als »Hüter des Schlafes«.
Nicht immer ist die Wunscherfüllung so offensichtlich wie in den Kinderträumen. Doch auch für die undurchsichtigen, verworrenen Träume gilt:

Daß ein Wunsch der Erreger des Traumes ist, die Erfüllung dieses Wunsches der Inhalt des Traumes, das ist der eine Hauptcharakter des Traumes. Der andere ebenso konstante ist, daß der Traum nicht einfach einen Gedanken zum Ausdruck bringt, sondern als halluzinatorisches Erlebnis diesen Wunsch als erfüllt darstellt (FREUD, 1900).

Wenn also Träume immer Wunscherfüllungen zum Inhalt haben, wie FREUD behauptete, wie ist es dann möglich, daß diese so selten auf den ersten Blick zu erkennen sind?
Das liegt einerseits am Charakter der Wünsche, andererseits an den vielschichtigen Prozessen, die an der Traumbildung beteiligt sind. So entsprechen die Denkvorgänge im Traum keinesfalls dem logischen, abstrakten Denken im Wachzustand.

Das Tier im Menschen

Während des Traumes erfolgt das Denken auf einer entwicklungsgeschichtlich sehr frühen Ebene. Auf dieser werden die bildhaften Vorstellungen nicht sinnhaft in Beziehung gesetzt, sondern im Sinne der Gleichheit bzw. Gleichzeitigkeit, Ähnlichkeit, Unterschiedlichkeit und Gegensätzlichkeit vernetzt, verschmolzen, ersetzt oder durch geeignete Symbole vertreten. Ein Vorgang, der dem frühkindlichen Denken sehr ähnlich ist. FREUD (1900) vergleicht die Übersetzung der Traumsprache mit der Auflösung von Bilderrätseln: »Ich habe etwa ein Bilderrätsel (Rebus) vor mir: ein Haus, auf dessen Dach ein Boot zu sehen ist ...« Ein Grund, warum uns Träume nach dem Aufwachen so unverständlich erscheinen, ist also die besondere Bildersprache, in der die Traumgedanken Ausdruck finden. Ein weiterer Grund liegt in der besonderen Natur der Wünsche, die als Traumerreger gelten. Dabei handelt es sich nur selten um Wünsche, die mit unserer sozialen Gesinnung im Wachzustand zu vereinbaren sind! Im Traum verläuft nämlich nicht nur das Denken auf einer archaischen Stufe. Es kommen auch jene frühen egoistischen, aggressiven, sexuellen Begierden zum Vorschein, auf deren Befriedigung die Menschheit im Laufe ihres mühevollen, Jahrmillionen dauernden Zivilisationsprozesses weitgehend zu verzichten gelernt hat – zumindest im Wachzustand.

Jeder Mensch durchläuft nicht nur in seiner körperlichen, sondern auch in seiner seelischen Entwicklung sämtliche Stufen der Evolution. Je jünger ein Kind ist, um so egoistischer und triebhafter ist es. Erst durch die Erziehung wird es zu einem gemeinschaftsfähigen Wesen. Auf diese archaischen, frühkindlichen Entwicklungsebenen kehren wir im Traum Nacht für Nacht zurück. Dementsprechend egoistisch und hemmungslos nehmen sich die unbewußten Wünsche aus, die in unseren Träumen Erfüllung finden.

Unangemessene Wünsche werden »zensuriert«

Aus verständlichen Gründen können diese Wünsche nicht direkt und unentstellt in den Traum eingehen: Die Folge wäre ein sofortiges Erwachen. »Unangemessene Wünsche« erfahren daher eine beschönigende Bearbeitung.

So wie im Wachzustand gibt es auch im Schlaf eine Zensur – von FREUD »Traumzensur« genannt. Diese wacht darüber, welche unbewußten Wünsche Zugang zum Traumbewußtsein finden und welche selbst im Traum abgewiesen werden. Die Entstellung der Traumwünsche ist also nichts anderes als der Versuch, diese innere Zensur und damit uns selbst zu täuschen. Ein Vorgang, den wir auch im Alltag anwenden: Im Witz oder in verneinender Form können Sie Ihrem Gegenüber die größten Gemeinheiten ins Gesicht sagen, ohne daß der andere Sie dafür zur Verantwortung ziehen kann.

Natürlich sind auch die Traumsymbole von großer Bedeutung. Viele Mythen und Märchen, aber auch bestimmte Redensarten oder Witze, erhalten erst dann einen Sinn, wenn man die Bedeutung der Symbole berücksichtigt. So werden im Märchen zum Beispiel Vater und Mutter gerne als Autoritäten dargestellt, die Geschwister hingegen oft als Insekten oder Kleingetier. Frauen und das weibliche Genitale symbolisieren alle Arten von Gefäßen, Kästchen, Schachteln, Zimmer, aber auch Höhlen und Schiffe. Der Ausdruck »Frauenzimmer« als Synonym für Frau wird Ihnen genauso bekannt sein wie die abfällige Bemerkung »die alte Schachtel«. Die weibliche Brust wird im Traum als Balkon gezeigt – als etwas, das dem Haus vorgebaut ist. Wunderschöne Landschaften, Hügel, Täler und Schluchten stehen im Traum oft für den weiblichen Körper als Gesamtes.

Lange, spitze oder dehnbare Gegenstände, wie Zigarren, Schirme, Stöcke, Keulen, Messer, Schwerter, Pfeile, Speere, Lanzen, Revolver, Gewehre sowie Motorräder, Autos, Flugzeuge, Türme etc., stehen für das männliche Genitale. Solche »Phallussymbole« kommen auch in einschlägigen Witzen oder Liedern vor.

Wasser symbolisiert oft die Geburt – daher der Mythos vom Storch – oder den Tod: Wir kehren dorthin zurück, woher wir gekommen sind. Doch auch der Antritt einer Reise steht im Traum häufig für den Tod – dazu existiert ebenfalls eine passende Redewendung: »Die letzte Reise antreten«.

Der Geschlechtsakt wird im Traum regelmäßig durch Stiegensteigen – Schritt um Schritt emporsteigen, sich rhythmisch dem Höhepunkt nähern –, durch Bergsteigen, durch Überrollt-, Überfahren- oder Überflutetwerden dargestellt. Hier ist die Analogie zur »Woge der Erregung«, die uns beim Orgasmus von innen her überrollt, überflutet, nicht zu übersehen.

Die beunruhigenden, verdrängten sexuellen Wünsche, die im Wachleben die sexuelle Funktion empfindlich stören, finden natürlich auch im Traum ihre Darstellung. Dies meist in Form von mächtigen Bedrohungen, die rasch näherkommen, ohne daß eine Flucht noch möglich wäre.

Potenzgestörte Männer fürchten sich auch im Traum häufiger davor, die Kontrolle zu verlieren (19,2 % gegenüber 9,7 % der Vergleichsgruppe). Sie träumen auch öfter davon, daß etwas Bedrohliches immer näher kommt und sie sich nicht mehr rechtzeitig in Sicherheit bringen können (31,3 % im Vergleich zu nur 20 % bei den Potenten). 19,2 % der Potenzgestörten haben im Traum vor wilden Tieren Angst (Vergleichsgruppe: 3,8 %). 31,2 % der Potenzgestörten verspüren in ihren Träumen intensive Haß- oder Liebesgefühle, wie sie sie im Wachleben sonst nie empfinden (Vergleichsgruppe: 12,7 %). 34,2 % der sexuell gestörten Männer haben auch im Traum Höhenängste.

Träume verraten sexuelle Ängste

Nicht wenige schrecken aus Alpträumen schweißgebadet hoch und können danach lange nicht einschlafen. So träumte der 46jährige Werner, der unter vorzeitigem Samenerguß litt, einen für diese Problematik ganz typischen Traum:

Ich stehe auf einem Bahnhof und warte auf den Zug. Plötzlich bin ich mir nicht mehr sicher, in welcher Tasche meine Fahrkarte ist. Während ich noch in meinen Hosentaschen krame, sehe ich, wie ein zerknülltes, schmuddeliges Papier – im Traum ist das meine Fahrkarte – vom Wind aufs Gleis geweht wird. Obwohl ich weiß, daß es gefährlich und verboten ist, steige ich auf die Schienen hinunter. Im selben Augenblick höre ich den Zug herannahen. Mit der Fahrkarte in der Hand beeile ich mich, wieder den Bahnsteig zu erreichen. Ich ziehe mich hoch, so als wollte ich ein Schwimmbad über den Beckenrand verlassen. Mit aufgestützten, gestreckten Armen, leicht vornüber gebeugt, gelingt es mir zwar, meinen Oberkörper in Sicherheit zu bringen, aber meine Beine bleiben in der Gefahrenzone. Nun packt mich entsetzliche Panik. Ich weiß, daß es kein Entrinnen gibt.

In diesem Traum kommt Werners Angst vor dem Anstieg der sexuellen Erregung (der Zug, der immer näherkommt) während des Sexualakts unverblümt zum Ausdruck. Sein Oberkörper befindet sich schon in Sicherheit, während seine Beine – die hier für das männliche Genitale stehen – sich noch in der Gefahrenzone – im »weiblichen« Becken – befinden.

Was im Traum das panische Hochschrecken bewirkt, führt beim Sexualakt zum vorschnellen Samenerguß. In beiden Fällen steigt Werner aus, bevor ihn der Zug (Triebwagen), der Orgasmus, überrollt. So wie bei Werner handeln viele

Alpträume sexuell gestörter Männer von der Angst vor dem Kontrollverlust.

Oft bringen Fallträume oder Träume von gefährlichen wilden Tieren diese Angst zum Ausdruck. Tiere eignen sich aufgrund ihrer Unberechenbarkeit gut zur Darstellung verdrängter Triebwünsche. Die Angst vor dem Kontrollverlust kann mit der Angst vor verbotenen Triebregungen durchaus gleichgesetzt werden.

Verdrängte homosexuelle, sadomasochistische, exhibitionistische und inzestuöse Wünsche sind häufige Traumerreger. Die Erfüllung dieser Wünsche ist allerdings nicht einmal im Traum möglich – dafür sorgt schon die Traumzensur. Die folgenden Träume zeigen das sehr deutlich:

Christian 27 Jahre, verzögerter Samenerguß:

Es ist Abend, und ich gehe spazieren. Vor einem Haustor sehe ich mehrere ältere Prostituierte stehen. Mit einer gehe ich mit. Jemand anderer bezahlt sie mir. Sie ist um gut zwanzig Jahre älter als ich. Wir gehen die Treppen hinab. Die Wände sind mit dicken, roten Stofftapeten tapeziert. Ich glaube, wir sind zwei Stockwerke tief gegangen. Dann gehen wir in ein Séparée. Ich bin unwahrscheinlich erregt. Sie besorgt es mir mit der Hand, aber nur solange, bis ich knapp davor bin. Dann hört sie auf und fängt nach einiger Zeit wieder damit an. Plötzlich verkehren wir miteinander. In allen Stellungen. So etwas Schönes hab ich in Wirklichkeit noch nie erlebt. Aber immer, wenn es mir kommen wollte, wurden wir gestört. Mit hoch erregtem Glied bin ich schließlich aufgewacht. Ich wäre gerne wieder eingeschlafen, um den Höhepunkt mit der Frau doch noch zu erleben. Leider ist das nicht mehr gegangen. Obwohl ich mich sehr danach sehne, habe ich diesen Traum nie wieder geträumt.

Das Charakteristische an diesem Traum ist, daß der Träumer das Stadium der Vorlust nicht überwinden kann. Sehr oft bedeutet in Träumen jedoch ein »nicht Können« ein »nicht Wollen« oder »nicht Dürfen«. Es müssen also Wünsche an diesem »Verhinderungstraum« beteiligt sein, deren Befriedigung der Träumer keinesfalls zulassen will oder darf. Das Alter der beglückenden und doch nie ganz erfüllenden Frau weist auf die Mutter: Wie Sie wissen, sind der sexuellen Beziehung zwischen Mutter und Sohn »Inzestschranken« gesetzt. Das Stadium der Vorlust darf daher nie verlassen werden. Darüber hinaus weiß man, daß es jede Mutter ihrem Sohn schon einmal »mit der Hand besorgt« hat, ohne ihm dabei einen sexuellen Höhepunkt zu verschaffen: beim Säubern, Eincremen und Wickeln und beim Waschen der Genitalien im Kleinkindalter. In diesem Traum wurden offensichtlich Erinnerungen an die sehr intensive Lust der frühen Kinderjahre geweckt. Gleichzeitig gestattete die Zensur eine erfüllende Beziehung mit der »mütterlichen Hure« nicht – nicht einmal im Traum.

Jürgen, 37 Jahre, vorzeitiger Samenerguß:

Ich fliege in einer Sportmaschine. Plötzlich sitze ich, wie man es öfter in Actionfilmen sieht, auf einer trapezförmigen Schaukel, die zwischen den Rädern des Flugzeugs, irgendwo im Gestänge, festgemacht ist. Ich schaukle nicht, sondern halte mich ängstlich an den Seitenstangen fest. Vor mir geht es mehrere tausend Meter in die Tiefe. Obwohl mir auch im Traum völlig klar ist, daß ich in dieser Höhe nicht gefährdeter bin, von der Schaukel zu fallen, als am Erdboden, steigert sich mein anfängliches Unbehagen bis zur Panik, die schließlich unerträglich wird. Irgend etwas drängt mich loszulassen, damit ich es endlich überstanden habe. Kurz bevor es soweit ist, wache ich auf. Mein Herz pocht wie wild.

Auch hier ist die angegebene Höhe ein Symbol für das Ausmaß der sexuellen Erregung des Träumers.
Das Gestänge steht für das männliche Genitale, das Schaukeln für den Geschlechtsverkehr. Wie Werner hat auch Jürgen Angst, die Kontrolle beim Geschlechtsverkehr zu verlieren und sich fallen zu lassen. Das vorzeitige »Loslassen«, um es endlich zu überstehen, ist natürlich ein Synonym für den vorzeitigen Samenerguß. Dazu kommt es deswegen, weil die Spannung nicht mehr gehalten werden kann.

Nächtliche Erektionen beweisen die Potenz

Die Nähe des Traumes zur Sexualität drängt sich schon durch die physiologischen Abläufe während der Traumphasen auf: Im Gegensatz zum Tiefschlaf verlaufen Herzschlag, Blutdruck und Atmung während des Träumens unregelmäßig. Das Gehirn wird jetzt sogar besser durchblutet als im Wachzustand. Dadurch steigt auch die Gehirntemperatur. Gelegentlich kommt es zu Zuckungen im Gesichts- oder Körperbereich. Die Gliedmaßen sind völlig schlaff und zeigen keinerlei Reflexe. Aber bei Frauen ist die Klitoris und bei Männern der Penis hochgradig erregt.
Da die nächtlichen Peniserektionen während der Traumphasen so präzise auftreten, dienen sie als verläßliches Unterscheidungskriterium zwischen psychogener und körperlicher Impotenz. Die Impotenz kann nicht körperlich verursacht sein, wenn ein Mann nächtliche Erektionen hat.

Aber nicht nur der nächtliche Traum, auch der Tagtraum steht in enger Verbindung zu unserem Sexualleben. Wie beim Nachttraum geht es auch beim Tagtraum um die Erfüllung verdrängter Wünsche: Das, was sich Menschen in ihren Tagträumen vorstellen, wünschen sie sich auch.

Selbst dann, wenn sie in der Realität aus ethischen Gründen oder aus Angst vor negativen Konsequenzen die Erfüllung ihrer Wünsche unterlassen.
Obwohl sich die sexuellen Tagträume in ihrem wunscherfüllenden Charakter keineswegs von den Nachtträumen unterscheiden, bestreiten viele Laien und Experten, daß wirklich das gewollt wird, was phantasiert wird.

8.
Die Lust des Mannes an der Gewalt

Die praktizierte Sexualität ist meist nur ein Bruchteil dessen, was sich in den sexuellen Phantasien ereignet! Die Gründe dafür liegen auf der Hand.

Würde Ralph zum Beispiel seine Masturbationsphantasien ausleben, verbrächte er sein Leben schon längst hinter schwedischen Gardinen – aber anders, als er es sich in seinen erotischen Tagträumen ausmalt. Denn auch diese spielen hinter Gittern, nämlich in einem Frauengefängnis, in dem Ralph Aufseher ist. Ralph stellt sich vor, daß die Frauen dort nicht, wie sonst üblich, in Zellen gesperrt sind, sondern in Käfige. Sie tragen keine Gefängniskleidung, sondern sind nackt oder nur spärlich bekleidet. Einige sind angekettet, andere dürfen sich in ihrem Käfig frei bewegen.

Ralph ist der einzige Mann im »Bau«. Er hat alle Macht über die weiblichen Häftlinge und nützt sie auch weidlich aus: Auf seinen Befehl müssen sich die Gefangenen entkleiden, sich selbst befriedigen, lesbische Liebesspiele aufführen oder wie Hunde nackt auf allen vieren im Kreis kriechen. Während er zuschaut, läßt er sich von einer Auserwählten befriedigen.

Wenn sich eine Insassin widersetzt, wird sie von einem weiblichen Kapo in schwarzer Lederkluft mit der Peitsche zur Räson gebracht. Zur Strafe wird sie vornüber über einen Bock gelegt, gefesselt und von einer anderen Gefangenen mit einer Gerte auf das nackte Gesäß geschlagen. Während die Scharfrichterin der Erniedrigten überdimensionale, phallusartige Gegenstände von hinten in die Vagina und in den After einführt, packt Ralph sie an den Haaren und steckt ihr sein erregtes Glied in den Mund. Damit sie nicht auf dumme Gedanken kommt, setzt er ihr seine Pistole an.

Kaum hat Ralph den Höhepunkt erreicht, verschwinden seine perversen Phantasien, und er wendet sich wieder dem Alltagsgeschehen zu, so als wäre nichts gewesen.

Vielleicht denken Sie jetzt, daß jemand, der so abartige Phantasien hat wie Ralph, zumindest ein sexuell gestörter Sonderling, wenn nicht gar ein verkappter Triebverbrecher sein muß. Sie täuschen sich. Ralph ist seit mehr als zwanzig Jahren verheiratet, ein vorbildlicher Vater von vier Kindern und ein ausgezeichneter Lehrer. Und: Er ist sehr potent. Er hat nämlich gelernt, zwischen Phantasie und Realität zu unterscheiden. Ralph fürchtet sich nicht vor seinen aggressiv gefärbten, sexuellen Phantasien. Er genießt sie bei der Selbstbefriedigung, setzt sie – mit Einverständnis seiner Frau – spielerisch beim Vorspiel ein, würde aber nie im Leben auf die Idee kommen, sie in der Realität ernsthaft an einer Frau auszuleben.

Sexuelle Probleme haben Männer, deren »schwarze Phantasien« so sehr verdrängt sind, daß sie als Motor der sexuellen Erregung wegfallen. Wenn Männer andererseits ihre »schwarzen Phantasien« viel zu wenig unter Kontrolle haben, werden sie dadurch eine enorme Gefahr für ihre Umwelt, aber auch für sich selbst. Die meisten Männer haben bei der Selbstbefriedigung Phantasien, die sie sich zwar selbst eingestehen können, für die sie sich aber vor anderen schämen und die sie deswegen geheimhalten.

So kommt es zu dem Phänomen, daß jeder Mann glaubt, er wäre der einzige, der solche »perversen« Vorstellungen hat. Die vorhandenen Scham- und Schuldgefühle werden dadurch nur erhöht.

In einer vom IFAT durchgeführten, anonymen Befragung gab ein Viertel der Männer zu, beim Sex gewaltsame Phan-

tasien zu haben. In Anbetracht der Tatsache, daß solche Phantasien vom Mann häufig auch vor sich selbst verleugnet werden, kann man die Dunkelziffer der bewußten gewaltsamen Sexualphantasien wesentlich höher ansetzen.
Neben diesen sadomasochistischen Sexualphantasien träumen Männer häufig davon, anderen beim Geschlechtsverkehr zuzusehen (56 %). An der Vorstellung von Gruppensex delektieren sich 34 %. Ein Viertel der Männer denkt bei der Selbstbefriedigung an erotische Fesselungen, knapp 10 % könnten am Schlagen Gefallen finden.
Natürlich erschreckt die Vorstellung, daß »ganz normale« Männer in der Phantasie Frauen beherrschen und vergewaltigen. Aber der aggressive Inhalt dieser erotischen Tagträume ist so allgegenwärtig und so weit verbreitet, daß man die Aggression als normalen Bestandteil des männlichen Sexualverhaltens akzeptieren muß. Daß Gewalt in männlichen Sexualphantasien eine so große Rolle spielt, hat auch mit der besonderen Versuchung zu tun, der der Mann durch seine physische Überlegenheit ausgesetzt ist.

Kleiner Unterschied, große Wirkung

Ein Mann könnte aufgrund seiner körperlichen Kraft jederzeit eine Frau zum Geschlechtsverkehr nötigen – vorausgesetzt, er will. Er kann sich dieser fortwährenden Versuchung nur durch psychische Triebkontrolle entziehen.
Eine Frau ist allein schon wegen ihrer körperlichen Beschaffenheit nicht imstande, sexuelle Gewalt gegenüber einem Mann auszuüben. Selbst wenn sie stärker als der Mann wäre, könnte sie ihn kaum zum Geschlechtsverkehr zwingen, weil dies von seiner Erektion abhängig ist.
Die männliche Lust an sexueller Gewaltausübung, d. h. an uneingeschränkter Triebfreiheit, äußert sich beim normalen Sex niemals offen, sondern immer nur in abgeschwäch-

ter, verfeinerter Form – z. B. beim Vorspiel. Das spielerische Herumbalgen, erotische Fesselungen oder genußvolles, von beiden Seiten gewolltes Zupacken, Beißen usw. – all diese Verhaltensweisen sind sublimierte Formen der Gewalt.
In der Umgangssprache und in einschlägigen Witzen finden sich allerdings noch zahlreiche Hinweise auf die unterdrückte Lust an sexueller Gewalt des Mannes:
Ein großer Mann mit einem gewaltigen Glied will mit einer kleinen, zierlichen Frau Sex machen. Weil er Angst hat, sie beim Eindringen zu verletzen, geht er vorher zum Arzt. Dieser zerstreut seine Bedenken. Als er nach einigen Wochen den Arzt zufällig auf der Straße trifft, fragt dieser ihn, wie es gegangen sei. Seine Antwort: »Hinein bin ich gut gekommen, nur beim Spritzen ist sie mir dann zerplatzt.«
Sie werden jetzt einwenden: »Das ist ein außerordentlich geschmackloser, frauenfeindlicher Witz. Wenn die Lust an sexueller Gewalt im Unbewußten des Mannes wirklich eine so große Rolle spielt, müßten sich doch auch im realen Leben überzeugende Beweise für ihre Existenz finden.« – Sie haben recht.
Verdrängte sexuelle Impulse entladen sich nicht nur in Witzen, in denen die Frau verdinglicht und dem Sadismus geopfert wird. Unter bestimmten kulturellen Bedingungen, z. B. im Krieg, in totalitären Regimen oder unter Alkoholeinfluß, werden diese Triebregungen oft genug verwirklicht.

Wenn Hubert nach Hause kommt, steigt bei seiner Frau der Angstpegel. Schon an seinen Schritten durch das Vorzimmer erkennt sie, ob er betrunken ist oder nicht. Im nüchternen Zustand ist Hubert eine Seele von Mensch. Betrunken ist er ein Greuel. Völlig enthemmt brüllt er herum, prügelt sie und macht ihr Eifersuchtsszenen. Danach zwingt er sie zum Geschlechtsverkehr – sofern er dazu noch in der Lage ist. Am nächsten Tag ist er zerknirscht, oder er kann sich an nichts mehr erinnern.

In den Medien finden sich regelmäßig Berichte über Männer, die, wie Hubert, in alkoholisiertem Zustand Frauen schlagen, sexuell mißhandeln und vergewaltigen.

Udo B. wurde zu einer mehrjährigen Haftstrafe verurteilt, weil er im alkoholisierten Zustand seinen sadistischen Triebregungen freien Lauf ließ. Er entführte ein junges Mädchen und hielt es zwei Tage lang gefangen. Während sie ans Bett gefesselt war, mißbrauchte er sie mehrmals. Dazwischen mißhandelte er sie auf grausamste Art. Er schreckte auch nicht davor zurück, Zigaretten auf ihrer Haut auszudämpfen. Heute weiß Udo B. nur, daß ihm damals der »Faden gerissen ist«. Was danach geschah, kann er sich beim besten Willen nicht erklären. »Irgend etwas« sei aus ihm hervorgebrochen. Schuld daran wäre der Alkohol gewesen.

Das ist natürlich wahr. Im nüchternen Zustand hätte sich Udo B. kaum zu dieser verbrecherischen Tat hinreißen lassen. Aber: Der Alkohol kann nur das freisetzen, was auch im nüchternen Zustand in einem Menschen vorhanden ist.

Viele oder sogar die meisten dieser Vergewaltigungen sind dadurch gekennzeichnet, daß die Wut der Täter unmittelbar in den Drang umschlägt, denjenigen, der diese Wut ausgelöst hat, oder eine andere beliebige Person, sexuell zu unterwerfen. Den Tätern scheint durchaus bewußt zu sein, daß es sich nicht um das Bedürfnis nach einer normalen sexuellen Befriedigung, sondern um eine sadistische Lust handelt, um den Genuß der Erniedrigung und Verletzung des anderen (DUERR, 1993).

DUERR verweist in diesem Zusammenhang auf eine Umfrage unter mißhandelten Frauen, die ergab, daß die Hälfte der prügelnden Männer unmittelbar nach dem Gewaltakt ein heftiges Verlangen verspüren, die Frau zu koitieren, und die Widerstrebende dann auch meist vergewaltigen.

Auch in »normalen« Männern stecken sadistische Züge

Jetzt ließe sich einwenden, daß es sich bei Hubert und Udo um sexuell schwer gestörte Triebtäter handelt und normale Männer zu solchen Handlungen niemals fähig wären. Dieser Einwand ist nur bedingt richtig. Männer, die ihre Triebregungen gar nicht oder nur unzureichend kultivieren können, lassen sich unter bestimmten Bedingungen immer wieder zu solchen Greueltaten hinreißen. Nur so ist die sexuelle Gewalt zu erklären, die sich zu allen Zeiten und vor allem in totalitären Regimen und in Kriegen vorwiegend an Frauen, aber natürlich auch an Männern entlädt. Jetzt wird auch verständlich, warum sexuelle Gewalthandlungen so große Ähnlichkeit mit den männlichen Masturbationsphantasien aufweisen.

Welche Motive hatten denn die ehrenwerten Männer der Heiligen Inquisition, Heinrich Institoris und Jakob Sprenger, als sie den »Hexenhammer«, eine katholische Gebrauchsanweisung für sadistische Gewaltausübung, verfaßten? Vielleicht keine sexuellen? Nicht einmal auf so pikante Details, wie das Abrasieren der weiblichen Schambehaarung vor der Folterung vergaßen die heiligen Männer: *Als dritte Vorsichtsmaßregel [...] ist zu beobachten, daß die Haare von jedem Teile des Körpers abrasiert werden [...]* (HEXENHAMMER, 1985). Bis heute sind die katholischen Kirchen nicht nur Tempel der Liebe, sondern auch sadomasochistische Gruselkabinette, museale Zentren für die Darstellung von Marter und Hinrichtung: Nirgendwo anders finden sich mehr Abbildungen von sexuell grausam mißhandelten Menschen wie an den Wänden katholischer Kirchen. – Es ist sicher kein Zufall, daß die meisten strengen Kammern von heute sich am Vorbild der katholischen Folterkammern aus der Zeit der Inquisition orientieren.

Der Krieg offenbart die dunkle Seite der männlichen Sexualität

Die Frage lautet also: Tritt unter bestimmten Bedingungen – Alkoholisierung, Krieg, Folter – wirklich etwas zutage, was auch sonst, wenn auch in abgeschwächter Form, für die männliche Sexualität charakteristisch ist? Ein Tschetnik brachte es auf den Punkt, bevor er eine Frau vergewaltigte: »Es ist Krieg, du brauchst dich nicht zu wehren. Es gibt kein Gesetz und keine Ordnung mehr.«
Fielen Gesetz und Ordnung weg, würde die männliche Sexualität tatsächlich solche Züge annehmen, wie es die vergewaltigten Frauen von Bosnien in Alexandra STIGLMAYERs Tatsachenbericht »Massenvergewaltigung, Krieg gegen die Frauen« (1995) beschreiben? Die folgende authentische Schilderung eines Opfers spricht für sich:

Sie haben uns Flaschenhälse in das Geschlecht gedrückt, manchen Frauen haben sie sogar zerbrochene, zersplitterte Flaschen hineingedrückt [...] Gewehre auch. Und dann weißt du nicht, ob er abfeuern wird, du stirbst vor Angst, alles andere, das Vergewaltigen, wird nebensächlich, das Vergewaltigen kommt dir gar nicht mehr so schrecklich vor.

Wie bei DUERR nachzulesen ist, verloren nicht nur die serbischen Tschetniks im Osten im Krieg alle Hemmungen, sondern auch die amerikanischen GIs im Westen:

Auch im Vietnam-Krieg wurden zahllose einheimische Frauen von »US-Boys« auf bestialische Weise an den Geschlechtsorganen und Brüsten malträtiert und verstümmelt. So erzählten einige Soldaten, daß sie, nachdem jeder von ihnen eine Vietnamesin vergewaltigt hatte, einer Krankenschwester jeweils eine Handgranate in die Vagina und in den After steckten und dann abzogen.

Erinnern Sie sich noch an den üblen Witz über die zierliche Frau, die beim »Spritzen« zerplatzt ist? Im Vietnam-Krieg (und vermutlich auch in vielen anderen Kriegen) wurde er zur traurigen Realität.
Ebenfalls bei DUERR finden sich Berichte über den Zweiten Weltkrieg, die die deutsche Wehrmacht in gänzlich anderem Licht erscheinen lassen:

Während des Zweiten Weltkrieges überfiel eine Einheit deutscher Soldaten in der Nähe der weißrussischen Stadt Borisow eine größere Gruppe fliehender Frauen. Sechsunddreißig Frauen wurden vergewaltigt und anschließend ermordet. Zu diesen gehörte ein sechzehnjähriges Mädchen, das gleichermaßen vor den Augen aller anderen vergewaltigt wurde. Anschließend nagelten die Soldaten die Sterbende auf Bretter und schnitten ihr währenddessen die Brüste ab. Dies scheint kein Einzelfall gewesen zu sein, denn auch in Lemberg und anderen Orten vergewaltigten Angehörige der deutschen Wehrmacht Frauen und stellten hinterher deren entblößte und verstümmelte Körper, bei denen vor allem die Brüste aufgeschlitzt waren, nackt zur Schau.

Auch die sowjetischen Rotarmisten *schnitten zahlreichen Jugoslawinnen nach der Vergewaltigung die Brüste ab, und in den deutschen Ostgebieten rissen sie während der Tat den schreienden Opfern häufig mit den Fingernägeln Brüste und*

Hinterbacken auf und schnitten ihnen schließlich die Genitalien aus dem Unterleib.

In Ostpreußen untersuchte beispielsweise eine aus Ärzten, Kriminalisten und ausländischen Journalisten bestehende Sonderkommission ca. 3.000 Frauen- und Mädchenleichen. *Bei einer großen Zahl waren die Brüste abgerissen, die Geschlechtsteile zerstochen und der Unterleib aufgeschlitzt* (DUERR, 1993). In der Interpretation dieser Greuel kommt DUERR zu folgendem Schluß:

Entscheidend ist, daß es sich bei allen diesen deutschen, russischen oder amerikanischen Soldaten nicht um krankhafte »Lustmörder« handelt, sondern um mehr oder weniger »normale« Männer, die sich unter den außergewöhnlichen Bedingungen eines Krieges so verhalten wie unter den gewöhnlichen Bedingungen des amerikanischen Alltages der Vergewaltiger, der seinem Opfer in die Vulva beißt, um dessen »Weiblichkeit« zu zerstören, oder wie der Besucher des »Belle de Jour«, eines öffentlichen Theaters auf der 19. Straße von West-Manhattan, in dem dieser für einen Eintrittspreis von 30 $ Frauen mit einer Zange in die Brüste zwicken oder ihnen flüssiges Wachs auf dieselben tropfen lassen darf (DUERR, 1993).

Die geheimen Triebregungen

Wir werden in Diskussionen oft gefragt, welche »verbotenen« Triebregungen den männlichen Sexualstörungen eigentlich zugrunde liegen. Und warum müssen sie so vehement verdrängt werden? Weil sie aus demselben Stoff sind wie die sexuellen Greuel, über die Sie gerade gelesen haben:

- Die männliche Sexualität ist eine Legierung von libidinösen und aggressiven Triebanteilen. Daher leiden aggressionsgehemmte Männer häufiger unter Potenzstörungen als solche Männer, die ihre Aggressionen in angemessener Form in ihr Sexualleben integrieren können.

- Männer, die ihre primitiven sexuellen Gewaltphantasien so »kultivieren« können, daß sie für die Frau keine Gefahr mehr darstellen, beziehen aus ihrer archaischen Triebhaftigkeit sogar einen Gutteil ihrer sexuellen Erregung!
- Mit der Verdrängung der aggressiven Vorstellungen wird natürlich auch die sexuelle Lust verdrängt, die an diese Phantasien gebunden ist. Nach der »geglückten« Verdrängung bleibt oft nicht mehr viel übrig, was den betreffenden Mann noch sexuell erregen könnte.

Hier taucht natürlich eine brenzlige Frage auf: Wenn die aggressiv-sexuellen Triebregungen nicht verdrängt werden sollen, um damit nicht auch gleichzeitig die Lust einzubüßen – welche Möglichkeit gibt es sonst, damit umzugehen? Es kommt sehr darauf an, welchen Ausprägungsgrad sadomasochistische Impulse oder andere sexuelle Abweichungen haben. Solange sie nur in einem so vertretbaren Maß ausgeprägt sind, daß sie – das Einverständnis der Partnerin immer vorausgesetzt – in eine Beziehung integriert werden können, sind entsprechende Vereinbarungen möglich. Was ein Paar miteinander treibt, geht niemanden etwas an. Sexuelle Rollenspiele, erotische Fesselungen, Bekleidungsfetischismus, und raffinierte sado-masochistische Rituale bieten Möglichkeiten, die Lust an Macht und Ohnmacht, Wut und Angst, die Lust an Schmerz und Widerstand auszuleben. Bei all diesen Inszenierungen ist eines entscheidend – dieser erotische Thrill muß nach streng miteinander vereinbarten Regeln gehandhabt werden. Eine Frau und ein Mann, die sich zu Extremsex entschließen, sollten vorher immer festlegen, wo jeder von ihnen seine unantastbare Grenze hat. Damit ist festgelegt, wie weit man gehen kann, ohne daß einer der Partner einen seelischen oder körperlichen Schaden davonträgt. Wir wollen allerdings nicht verschweigen, daß sich Frauen, die nur aus Liebe zu einem Partner bei extremen Spielen mittun, oft überfordert und verletzt fühlen. Das Empfinden, vom Partner sexuell ausgebeutet zu werden, ist oft nicht vermeidbar.

Wie Frauen mit männlichen Perversionen umgehen können

Man muß allerdings einräumen, daß es nicht leicht ist, extreme sexuelle Variationen mit einer Partnerin zu realisieren. Viele Männer entdecken dann die Welt der Anzeigen; die zunehmende Zahl an einschlägigen Inseratenmagazinen zeigt, daß viele scheinbar zufriedene Ehemänner dieses Doppelleben führen. Noch weiter verbreitet ist der Gebrauch von Pornoheften und -filmen, mit deren Hilfe die geheimen sexuellen Wünsche abreagiert werden.

In Ausnahmefällen gelingt es einem Mann, seine Partnerin für einen gemeinsamen Konsum zu erwärmen. Unserer Erfahrung nach ist das aber auf Dauer nur dann zielführend, wenn diese Pornoprodukte von der Frau ausgewählt werden. Nur so ist es möglich, daß eine Frau sich mit dem Aufbau und Inhalt eines Pornos identifizieren kann. Die meisten Pornos entsprechen aber ausschließlich den gängigen Männerphantasien: Es geht um Macht, Unterwerfung, Sadomasochismus und Fetischismus. Nie gibt es den Zauber der Annäherung, die subtile Erotik des Umwegs und die Erregung durch feine Berührungen.

Wenn eine Frau feststellen muß, daß ihr Partner auf für sie inakzeptable Pornos fixiert ist, wird sie sich die Frage stellen müssen, ob sie mit seiner sexuellen Neigung leben kann. Die Hoffnung, daß er ihr zuliebe darauf verzichtet, ist meist illusorisch.

Gelingt es einem Mann jedoch, offen über seine geheimen perversen Wünsche zu reden, ist schon viel gewonnen. Indem er diese in Worte faßt, befreit er sie aus ihrem isolierten Schattendasein. Es ist in der Psychotherapie ein bekanntes Phänomen, daß viele sexuelle Triebwünsche ihre ursprüngliche Stärke verlieren, sobald sie einmal ausgesprochen sind. Müssen sie nicht mehr geleugnet werden, vernetzen sie sich bald mit entgegengesetzten Inhalten des Seelenlebens und werden so neutralisiert. Danach stellen sie für die Beziehung meist keine allzu große Gefahr dar.

Es gibt allerdings auch extreme Perversionen, die beim besten Willen nicht mehr toleriert oder gar spielerisch ausgelebt werden können. Was dann, wenn sich das Begehren eines Mannes an einem Kind oder an Gewalttaten entzündet, die Verletzung, Verstümmelung oder gar Tod bedeuten? In solchen Fällen sollte so schnell wie möglich therapeutische Hilfe in Anspruch genommen werden. In einer Therapie braucht ein Mann sich nicht davor zu fürchten, wegen seiner Neigung verurteilt zu werden. Für die Entstehung seines sexuellen Dranges kann er nichts. Er ist aber verantwortlich dafür, daß andere Menschen nicht zu Schaden kommen. Ganz abgesehen davon, sollte sich der betreffende Mann auch klar darüber sein, daß er im Falle eines tatsächlichen Triebdurchbruches auf andere Weise gefährdet ist. Neben den strafrechtlichen Konsequenzen bleibt er sein Leben lang als Triebtäter stigmatisiert.

Sexuelle Gewalttätigkeit spiegelt die kindliche Sexualität

- Psychische Gesundheit setzt die Fähigkeit voraus, die aggressiv-sexuellen Impulse so zu modifizieren, daß sie den sozialen Anforderungen gerecht werden. Wenn es nicht gelingt, damit einen spielerischen Umgang zu finden, ist es besser, das Aggressionsthema im Rahmen einer Therapie zu bearbeiten.

Es ist einleuchtend, daß die phantasierten und – unter bestimmten Bedingungen – auch real ausgeübten sexuellen Gewalthandlungen mit reifer, genitaler Liebesfähigkeit nicht viel zu tun haben. In ihnen spiegelt sich die Sexualität der frühen Kindheit.
Hätte ein Junge im Alter zwischen zwei und drei Jahren die körperliche Kraft eines erwachsenen Mannes, er würde sich, wenn er sexuell erregt ist, nicht anders verhalten wie viele Soldaten im Krieg. Es ist daher kein Zufall, daß das Kinderzimmer eines Jungen in diesem Alter so oft einem Schlachtfeld gleicht und seine Spiele in der überwiegenden Mehrzahl Kampfspiele sind: Reihenweise werden Spielzeugmännchen oder unsichtbare Feinde besiegt, gefangen, gefesselt, malträtiert, durchbohrt, zerstückelt und erschossen. Das aggressive Spiel eines Jungen in diesem Alter ermöglicht problemlos einen Rückschluß auf die Phantasien, die ihm dabei durch den Kopf gehen.

Nur keine Kinder an die Macht!

Geben wir uns keiner Illusion hin: Die kindliche Sexualität ist alles andere als liebevoll und zärtlich. Sie ist noch zügellos, triebhaft, egoistisch, aggressiv, asozial und daher – vom Standpunkt der Kultur betrachtet – grausam. Würden sich die sexuellen Phantasien eines kleinen Jungen in der phallischen Phase materialisieren, sie glichen den ebenso erschütternden wie abstoßenden sexuellen Gewalthandlungen aufs Haar.
In diesem Zusammenhang erscheint auch die häufig geäußerte Forderung »Kinder an die Macht« mehr als blauäugig. Mit »unverdorbenen« und »ungezähmten« Kindern an

der Macht würde sich die Welt schnell in ein einziges Schlachtfeld verwandeln. Warum das so wäre, werden Sie gleich verstehen …

Die Sexualität eines Kindes unterscheidet sich in einem wesentlichen Punkt grundlegend von der genitalen Sexualität des Erwachsenen: Das Kind hat noch nicht die Möglichkeit der genitalen Vereinigung. Einen Höhepunkt, der dem Höhepunkt des Erwachsenen vergleichbar wäre, kennt es daher nicht; auch nicht bei der kindlichen Masturbation. Andererseits gibt es aber eine kindliche sexuelle Erregung – auch wenn das von vielen nur ungern zur Kenntnis genommen wird.

Wenn aber der Weg zur genitalen Triebbefriedigung von einem Kind noch nicht beschritten werden kann – wie erfolgt dann die sexuelle Spannungsabfuhr? Vielfach durch die direkte Masturbation, aber in erster Linie über die Motorik, also durch Hüpfen, Laufen, Drehen, Tanzen, Schaukeln, Rutschen, Wetzen, Stoßen, Schlagen, Raufen und Beißen.

Motorisch aufgekratzte, unruhige Kinder sind meist auch sexuell erregte Kinder. Allerdings sind nur wenige Erwachsene in der Lage, diesen Zusammenhang zu erkennen.

Es ist einleuchtend, daß die motorischen Aktionen eines Kindes nicht einmal zu einer annähernd so umfassenden Entspannung führen können, wie es die genitale Spannungsabfuhr beim Geschlechtsakt ermöglicht. Der eigentliche Höhepunkt fehlt.

Nun stellt sich die Frage: Welchen Ersatz kann sich ein Kind für den genitalen Höhepunkt verschaffen? Beim kindlichen Sadismus zum Beispiel wird die innere Triebspannung auf ein äußeres Objekt projiziert. Je mehr dieses »gequält« wird, desto mehr steigert sich die Lust des Kindes, ohne daß es jedoch zum befreienden Höhepunkt kommt. Ein vierjähriges Kind reißt einer Fliege genußvoll ein Bein nach dem anderen aus. Bei diesem Vorgang wird das äußere Objekt mit der inneren Triebquelle gleichgesetzt. Das Kind kann die Qual des Objekts – der Fliege – noch so sehr steigern, der spannungsmindernde Höhepunkt bleibt aus. So wie es auf der genitalen Ebene keine Luststeigerung gibt, die über den sexuellen Höhepunkt hinausgeht, kann im Sadismus die Lust nur so lange hinaufgeschraubt werden, bis das Objekt – in diesem Fall die Fliege – tot ist. Doch auch wenn das Objekt tot ist, verschwindet die Spannung nicht aus dem Körper des Kindes. Das Phänomen ist nicht nur in der kindlichen Sexualität existent, sondern auch bei Lustmördern und den sadistischen Soldaten, die vorhin beschrieben wurden.

Es scheint daher im Sadismus weniger um die Triebbefriedigung als um die Zerstörung des Triebes zu gehen. Dem ganzen Geschehen liegt offensichtlich die Vorstellung zugrunde, daß mit der Beseitigung des Objekts auch die innere sexuelle Erregung verschwindet. Ein Vorbild für diesen Vorgang findet sich schon in der Bergpredigt. Dort heißt es im Zusammenhang mit dem Ehebruch – der für Jesus schon mit dem lüsternen Blick beginnt – und der Masturbation: *Wenn dich dein rechtes Auge zum Bösen verleitet, so reiß es aus und wirf es weg. […] Und wenn dich deine rechte Hand zum Bösen verleitet, dann hau sie ab und wirf sie weg […]* (Mt 5,29).

Ist die Selbstkastration einmal durchgeführt, kann das »böse« Glied sich auch nicht mehr versuchend bemerkbar machen. Was hier zur Selbstverstümmelung führt, muß, wenn die Versuchung am äußeren Objekt festgemacht wird, zwangsläufig dessen Vernichtung zur Folge haben. Von einer zu Tode gequälten Frau kann auch keine Versuchung mehr ausgehen.

Wenn also der Trieb nicht befriedigt, sondern eigentlich ausgerottet werden soll, und das Objekt mit dem Trieb identifiziert ist, wird allmählich verständlich, warum Männer mit einer infantilen Triebfixierung so häufig zu sexuellen Gewalttaten neigen: Indem sie jene Körperstellen der Frau zerstören – ihr Genitale, die Brust, das Gesäß –, von denen sie sexuell erregt werden, versuchen sie gleichzeitig, ihrer inneren Erregung zu entkommen, die sie genital nicht befriedigen können. Die Vernichtung des erregenden Objekts, welches mit dem sexuellen Trieb identifiziert ist, entspricht dem Höhepunkt auf der frühkindlichen, prägenitalen, sadistischen Ebene.

Es ist leicht vorstellbar, daß vor allem Kinder, deren Sexualität während der ersten Lebensjahre unverhältnismäßig stark angeregt wurde – z. B. durch unbewußte, sexuelle Verführung oder durch bewußten Mißbrauch –, als Erwachsene vermehrt zu perversen oder sadistischen Verhaltensweisen neigen werden. Einerseits wurde ihre Triebspannung frühzeitig angeheizt, andererseits standen ihnen noch keine entsprechenden genitalen Befriedigungsmöglichkeiten zur Verfügung. In der Folge scheint es zu dem verhängnisvollen Schluß zu kommen: »Wenn ich schon meine Triebe nicht befriedigen kann, muß ich sie eben ausrotten – und darüber hinaus alle Objekte, die mit ihnen identifiziert sind.« Ist einmal die Triebquelle beseitigt, soll mit ihr auch die Spannung verschwinden.

Spannungsabfuhr ist das Ziel jeder psychosexuellen Entwicklungsstufe. Auf der frühesten Stufe, der oralen, besteht der Ersatz für die genitale Entspannung in oralen Befriedigungsmöglichkeiten: Essen, Trinken, Saugen und Beißen. Bedeutet der Höhepunkt beim Sadismus den Tod des Objekts, besteht er im Masochismus zwangsläufig in der Zerstörung des Selbst. Die Freßsüchtige kann noch so viele Süßigkeiten in sich hineinstopfen – ihre (sexuelle) Gier wird damit nicht zum Verschwinden gebracht. Der Alkoholiker kann sich bis zur Besinnungslosigkeit betrinken, der Drang, der mit dem Alkohol gestillt werden soll, bleibt da. Wenn er nach seinem Rausch wieder aufwacht, ist die Spannung unvermindert spürbar. Die Gier kann so weit gesteigert werden, daß am Ende die Vernichtung des Selbst steht. Auch damit wird nicht der Trieb als solcher befriedigt, sondern das Subjekt vernichtet, in dem es verwurzelt ist. Mit dem erlebenden Subjekt verschwindet auch die Triebspannung. Erst mit der genitalen Ebene ist die reife, sexuelle Erlebnisform erreicht.

9.
Die gehemmte Kraft: Zwischen Trieb und Kultur – wie und warum sexuelle Störungen entstehen

Aus tiefenpsychologischer Sicht sind sexuelle Störungen häufig Ausdruck unbewußter Konflikte zwischen der Trieb- und Kulturnatur des Menschen. In seiner Triebnatur lebt das animalische Erbe weiter. Die Kulturnatur des Menschen entwickelt sich durch die Verinnerlichung der, von den Eltern vorgelebten, Kultur. Die durch sie vermittelten Gebote und Verbote finden im Über-Ich ihren Niederschlag.

Das Über-Ich ist jene psychische Instanz, die im allgemeinen Sprachgebrauch mit dem Gewissen gleichgesetzt wird. Diese innere Zensur umfaßt jedoch nicht nur das Gewissen, sondern auch die Selbstbeobachtung und Idealvorstellungen. Dem Über-Ich kommt im Leben eines Erwachsenen etwa die Rolle zu, die in der Erziehung Vater und Mutter innehatten. Es schränkt die Triebhaftigkeit des einzelnen dort ein, wo das Nachgeben eines Triebimpulses zu Konflikten mit der, in der Gesellschaft gültigen, Moral führen würde.

Die Triebe, die unter dem Einfluß des Über-Ichs im Zaum gehalten werden, kann man sich als kontinuierlich fließende, körperliche Reizquelle vorstellen, die im Organismus für einen stetigen Spannungszuwachs sorgt. Ab einer gewissen Stärke wird das Anfluten der Spannung – z. B. beim Hungergefühl – unlustvoll erlebt und drängt nach Abfuhr. FREUD skizziert diesen Vorgang am Beispiel des hungrigen Säuglings so:

Das hungrige Kind wird schreien oder zappeln. Die Situation bleibt aber unverändert, denn die vom inneren Bedürfnis ausgehende Erregung entspricht nicht einer momentanen stoßenden, sondern einer kontinuierlich wirkenden Kraft. Eine Wendung kann erst eintreten, wenn auf irgendeinem Wege, beim Kind durch fremde Hilfeleistung, die Erfahrung eines Befriedigungserlebnisses gemacht wird, die den inneren Reiz aufhebt.

Daraus folgt, daß Triebe stets die Verknüpfung einer von innen kommenden Bedürfnisspannung mit einer bereits einmal erfahrenen Befriedigung sind. Triebregungen sind Wünsche und Vorstellungen, mit denen sich die Triebe im Bewußtsein bemerkbar machen. Auch die sexuelle Erregung wird durch lustvolle Vorstellungen und Wünsche ausgedrückt.
Asoziale Triebregungen sind gleichsam Abfallprodukte aus der Entwicklungsgeschichte des Menschen. Es handelt sich dabei um aggressive, sexuelle, kindliche Triebwünsche, auf deren Befriedigung im Laufe der Sozialisation verzichtet werden mußte. Entweder werden diese Triebregungen auf andere, kulturell akzeptierte Ziele verschoben – dann spricht man von einer Sublimierung –, oder sie werden unterdrückt und ins Unbewußte verdrängt.

Wenn das »Ich« nicht stark genug ist …

Jene psychische Instanz, die für die Verdrängung der verbotenen Triebwünsche und für die Einhaltung der Über-Ich-Gebote verantwortlich ist, wird in der Psychoanalyse das »Ich« genannt. Das Ich ist der Mittler zwischen den entgegengesetzten Ansprüchen der Triebe und des Über-Ichs.
Die Ich-Stärke eines Menschen hängt im wesentlichen von seinen frühesten lebensgeschichtlichen Erfahrungen ab. Übermäßige Entbehrungen in der ersten Lebensphase – häufiger Wechsel der Bezugspersonen, mangelnde Kontinuität,

fehlende Fürsorge etc. – machen eine ungestörte Ich-Entwicklung häufig unmöglich.
Menschen mit einem schwachen Ich werden es in der Regel schwer haben, die Balance zwischen ihren Triebansprüchen einerseits und den Erfordernissen der Realität andererseits zu finden. Da das Ich für die Verdrängung unangemessener Triebwünsche zuständig ist, muß ein Ich-Defekt zwangsläufig zu mangelnder Impulskontrolle führen.
Wenn die Verdrängung mißlingt und die verbotenen Triebregungen wieder ins Bewußtsein einzudringen drohen, müssen die Abwehrmaßnahmen des Ichs verstärkt werden. Dadurch kommt es zur Symptombildung. Sexuelle Symptome sind daher immer ein Kompromiß zwischen einem »drängenden«, nach Lustgewinn strebenden, Triebwunsch und der im Sinne der Selbsterhaltung arbeitenden »verdrängenden« Abwehr.
Huberts Eltern z. B. reagierten auf seine kindliche Masturbation mit übertriebener Prüderie. Sie drohten dem kleinen Hubert an, daß, wann immer er mit seinem »Spatzi« spiele, seine Finger schwarz würden und abfielen. Im Erwachsenenalter, als die Flitterwochen in Huberts Ehe längst vorbei waren und seine verdrängten und daher unbewußten Masturbationswünsche durch die sexuelle Langeweile in der Ehe verstärkt wurden, stellten sich bei ihm sonderbare Symptome ein: Seine Finger schwollen an, wurden taub und gefühllos. Hubert fürchtete, an Durchblutungsstörungen zu leiden.
An der Entstehung dieser Symptomatik lassen sich beide Seiten, die zur Symptombildung beitragen, nachweisen: der Wunsch, so wie früher in der Kindheit zu masturbieren, und die Angst, die schon einmal zur Verdrängung geführt hatte, die Finger könnten schwarz werden und abfallen.
FREUD betrachtet die Neurose daher stets als das Negativ zur Perversion. Libidinöse Wünsche, die in Perversionen

Erfüllung finden, werden in der Neurose verdrängt und führen – da sie ihre ursprüngliche Kraft nicht verlieren – bei ihrer Wiederkehr zur Symptombildung.

Die Entwicklung des Sexualtriebes geht phasenweise vor sich. In jeder Phase wird in Anlehnung an eine wichtige, neu erworbene Körperfunktion Lust gewonnen. Wird das Befriedigungsmuster einer bestimmten Phase über den normalen Zeitraum hinaus beibehalten, prägt diese Fixierung die Persönlichkeit eines Menschen. In der Tiefenpsychologie spricht man dann – je nach Entwicklungsstufe – vom oralen, analen, phallischen und genitalen Charakter.

Die sexuellen Störungen des oralen Charakters

In der ersten Phase der Triebentwicklung wird Lust über eine Reizung der Lippen und der Mundschleimhäute im Zusammenhang mit der Nahrungsaufnahme durch Saugen, Schlucken, Lutschen und Beißen gewonnen – daher orale Phase. Der »Nahrungshunger« deckt sich in dieser frühesten Phase der menschlichen Entwicklung noch mit dem »Beziehungshunger« und der Sehnsucht nach Hautkontakt, Wärme und Geborgenheit, die nur durch die Anwesenheit eines anderen Menschen, in den meisten Fällen der Mutter, gestillt werden kann. Unabhängig davon, ob der Säugling hungrig oder »gefühlshungrig« ist, erlebt er diesen Mangel in gleicher Weise als diffuse, unlustvolle Spannung.

Entsprechend dieser frühen Dynamik gehören zu den positiven Seiten des oralen, nicht frustrierten Charakters unerschütterliches Vertrauen, Optimismus und Wißbegierde. Typisch für oral frustrierte Menschen sind die Unfähigkeit zu warten, Rast- und Ruhelosigkeit, geringe Spannungs- und Frustrationstoleranz sowie ein gieriges, drängendes Wesen.

Es ist einleuchtend, daß die Beziehung zwischen Kleinkind und versorgender Bezugsperson einseitig ausgerichtet sein muß. Da der Säugling seine Ich-Funktionen noch nicht wahrnehmen kann, muß die Mutter in dieser Zeit die Rolle eines außerhalb seiner selbst existierenden Hilfs-Ichs einnehmen. Der Säugling ist gierig, er fordert, er verschlingt, und er »verleibt sich die Welt ein«. Die Mutter gibt, stillt, sättigt, wird »verschlungen« und »einverleibt«.
Darüber hinaus reguliert sie durch einfühlsame Zuwendung das Spannungsniveau des Säuglings. Sie beruhigt, wenn die Spannung wächst, schützt und regt an, wenn er sich einsam fühlt oder langweilt. Der Grad der Ich-Stärke, den ein Mensch erwirbt, hängt entscheidend von den positiven Erfahrungen und der Fürsorge in diesem frühesten Lebensabschnitt ab.
Eine spannungsreiche Beziehung zur Mutter (oder deren Ersatz), Unregelmäßigkeit und Widersprüchlichkeit in der Fürsorge (Wechsel zwischen Verwöhnung und Vernachlässigung) und fehlendes Einfühlungsvermögen stören die Ich-Entwicklung erheblich.

Die erste Lebensphase ist entscheidend

Je befriedigender die erste Lebensphase verläuft, desto wahrscheinlicher ist die Ausbildung eines kompakten, lustvollen Ich-Kerns. Die Ausbildung eines stabilen Ich-Kerns ist jedoch die Voraussetzung dafür, daß ein Kind später einmal fähig ist, auch negative Affekte zu bewältigen. Nur wer zu Beginn des Lebens einmal ausreichend Lust erfahren hat, ist später in der Lage, Unlust zu ertragen oder mit Spannungen und Frustrationen fertig zu werden.
Solche frühen Störungen wirken sich im Erwachsenenalter natürlich auch auf die Sexualität und auf die Beziehungsfähigkeit eines Menschen nachteilig aus. Auch der Ur-

sprung vieler Perversionen liegt in dieser frühesten Entwicklungsphase.

Das Fehlen oder der Verlust der »guten« Mutter – gleichgültig, ob er nun real oder nur im symbolischen Sinn als Folge einer schweren Kränkung erfolgt ist – begünstigt auch die Entstehung von depressiven Stimmungszuständen. Typisch dafür sind Zustände chronischer Trauer, Antriebslosigkeit, innere Leere, Leblosigkeit, Selbstvorwürfe, Existenzängste und Vernichtungsgefühle.

Eine Depression kann sich hinter den verschiedensten körperlichen Beschwerden verbergen. Bei Männern, die in Folge einer frühen Ich-Störung – wie wir sie vorhin beschrieben haben – unter einer Sexualstörung leiden, zeigen sich im Alltagsleben ganz charakteristische Symptome:

- mangelnde Impulskontrolle
- niedrige Frustrations- und Spannungstoleranz
- mangelnde Kontinuität in Beziehungen (Wechsel von Idealisierung und Entwertung)
- innere Leere, Langeweile
- verzerrte Realitätswahrnehmung
- diffuse, chronische Angst
- phobische Ängste (Errötungsfurcht, Furcht, vor anderen zu reden oder von anderen angeblickt zu werden, Höhenängste, Ansteckungsängste etc.)
- paranoide, hypochondrische Ängste
- perverse Neigungen
- Süchte (Alkohol-, Medikamenten-, Drogensucht, Freßsucht, Spielleidenschaft)

Die Hintergründe des »kleinen Todes«

Der Einfluß der oralen Phase auf die Sexualität des erwachsenen Mannes macht sich überall dort bemerkbar, wo es um Nähe und Distanz geht.

Eine besondere Stellung nehmen die Begriffe »Verschlingen und Verschlungenwerden« ein. Vermutlich werden Sie sich jetzt fragen, was diese Bilder mit der Sexualität zu tun haben. Antworten finden Sie schon in der Betrachtung unserer Umgangssprache: Man hat jemanden »zum Fressen gern« und will jemanden »vernaschen«. Auch das Orgasmuserleben ist nichts anderes als ein Verschlungenwerden: Lustgefühle schwellen an, bis ein Punkt erreicht wird, an dem die Kontrolle aussetzt. In diesem Augenblick wird man tatsächlich von der Lust verschlungen. Das Ich löst sich kurzfristig in diesem orgiastischen Rausch auf. Kein Wunder also, daß man diesen Zustand als »kleinen Tod« bezeichnet.

Männer, die vor diesem Verschlungenwerden unbewußt Angst haben, ziehen spätestens kurz vor dem Kontrollverlust die Notbremse. Die Folge ist häufig das Ausbleiben oder die Verzögerung des Ergusses. Schließlich wird die Bestrebung des betroffenen Mannes dahin gehen, nicht nur den unmittelbaren Kontrollverlust zu vermeiden: In den meisten Fällen ist nun schon die Annäherungsphase der sexuellen Begegnung von der Hemmung betroffen.

Praktisch bedeutet das, daß der eine Mann zwar eindringen kann, aber bereits ejakuliert, sobald die Spannung geringfügig ansteigt. Der andere blockiert schon vor dem Eindringen und kommt schon »ante portas«, also vorher. Nicht wenige Männer hemmen sich unbewußt bereits in der Phase, in der es eigentlich um die Versteifung des Penis gehen sollte – die Erektionsstörung ist da.

Warum kann ein Mann eigentlich nicht loslassen?

Die Antwort ist offenkundig: Nur ein Mensch, der in der ersten Phase seines Lebens ausreichend erfahren konnte, wie es ist, »gehalten« zu werden, hat soviel »Urvertrauen« gewonnen, daß er sich fallenlassen kann – er wird ja »aufgefangen«.

Die Traurigkeit nachher

Für die postkoitale Depression sehen wir in diesem Zusammenhang ebenfalls eine Verbindung zu der Leere und Einsamkeit, die ein Säugling aufgrund seines fehlenden Zeitempfindens erlebt, wenn die Mutter nicht anwesend ist. Der Spannungsabfall nach dem Orgasmus wird unbewußt diesem frühkindlichen Einsamkeitsgefühl gleichgesetzt. Die erotische Spannung, die vor dem Orgasmus als so vitalisierend erlebt wird wie früher die Anwesenheit der Mutter, löst sich schlagartig auf, und es fehlt die Vorstellung, daß sie sich jemals wieder einstellt.

Sexuelle Störungen des analen Charakters

Die Hauptmerkmale des analen Charakters, nämlich

- Reinlichkeit,
- Sparsamkeit,
- Ordnungsliebe,
- Eigensinn,

lassen sich auf jene Phase zwischen dem zweiten und dritten Lebensjahr zurückführen, in der das Kind die Kontrolle über seine Ausscheidungsfunktionen erwirbt. In diesem Zeitraum wird Lust vorwiegend aus der Analerotik gewonnen. Indem Kot und Urin zurückgehalten werden, kommt es zu einem Spannungsanstieg durch eine Reizung der Darmschleimhaut, beziehungsweise zu einer Dehnung der Harnblase. Lust wird auch durch den abrupten Spannungsabfall beim Entleeren von Harn und Darminhalt gewonnen.
Diese Stufe der Triebentwicklung läßt sich durch das Zusammenspiel der Gegensatzpaare »aktiv – passiv«, »zurückhalten – loslassen«, »herrschen – beherrscht werden« und »Macht – Ohnmacht« treffend beschreiben.
Auch sadomasochistische Verhaltensweisen – die Lust zu

quälen, zu beherrschen, zu erniedrigen oder im umgekehrten Fall die Lust, sich selbst zu unterwerfen, zu erniedrigen, zu leiden – sind aus der Analerotik abzuleiten. Sie basieren auf den gegensätzlichen Polen Ausscheiden (im Sinne von Trennen, Zerstören, Vernichten) und Zurückhalten (im Sinne von Bewahren, Beherrschen, Kontrollieren).
In dieser Lebensspanne schwankt das Kind entsprechend den Ausscheidungsfunktionen zwischen Zerstörung und Bewahrung. Jeder kennt die Situation, in der ein Kind dieses Alters ein Haus aus Bauklötzen baut und dieses nach der Fertigstellung lustvoll zerstört. Dieser Entwicklungsabschnitt wird Ihnen auch unter der Bezeichnung »Trotzphase« ein Begriff sein. Das Wesentliche am Trotz ist, daß ein Kind seinen Eltern sehr deutlich zeigt, wie böse es ist. Gleichzeitig aber bleibt es in der trotzigen Verweigerung fester denn je an die Eltern gebunden – der Trotz braucht einen Partner.
Traumatische Erlebnisse in diesem Zeitraum, etwa als Folge einer harten, gewalttätigen Erziehung, begünstigen die Entstehung von sadomasochistischem oder zwanghaftem Verhalten.

Wodurch Zwänge entstehen

Unter »Zwängen« versteht man Handlungen, die der Betreffende gegen sein bewußtes Wollen ausführen muß, oder Gedanken, die er nicht verhindern kann.
Zwänge dienen oft dazu, verbotene, weil asoziale, sexuelle oder aggressive Wünsche – Vernichtungswünsche, Vergewaltigungswünsche, Besudelungswünsche etc. –, die gleichzeitig schwere Schuldgefühle hervorrufen, durch Zwangsrituale ungeschehen zu machen oder zu neutralisieren.
Ein junger Mann wollte seine Eltern in sein Abendgebet einschließen. Mitten im Gebet tauchte ein störender, ob-

szöner Gedanke auf, der das Gebet ungültig machte. Also mußte er dieses »ungültige« Gebet durch ein anderes ungeschehen machen. Erst danach durfte er das eigentliche Schutzgebet sprechen. Nachdem sich aber bei jedem Gebet aufs neue ein störender Gedanke einschlich, kam er bis zum Morgengrauen aus der Gebetsspirale nicht mehr heraus.

In vielen Fällen führt die ins Bizarre gesteigerte Zwangsordnung genau zu dem Chaos, das durch sie eigentlich vermieden werden hätte sollen. Aber auch in anderen Phänomenen, wie Entscheidungsunfähigkeit oder Zweifeln, zeigt sich die hochgradige Ambivalenz von Bewahren und Zerstören, von Liebe und Haß.

Die eigentliche Botschaft des jeweiligen Zwanges ist das, was mit dem Zwang verhindert werden soll. Wolfgang ist ein typisches Beispiel dafür. Er führt einen Feldzug gegen die Pornographie. Tag für Tag sammelt er zwanghaft pornographisches Material, sichtet und katalogisiert es. Besonders abartige, seiner Meinung nach gesetzlich verbotene Darstellungen zeigt er an. Obwohl Wolfgang »vor nichts mehr graut« als »vor diesen dreckigen Schweinereien«, wurden sie trotzdem zu seinem Lebensinhalt. Aber sicher nicht nur aus reiner Entrüstung und Sorge um das Wohl der Allgemeinheit. Als er wegen vorzeitigen Samenergusses eine Psychotherapie begann, wurde bald klar, daß ihn gerade jene Machwerke, über die er sich am meisten empörte, unbewußt am stärksten erregten.

In der Anfangsphase der Behandlung war Wolfgang bemüht, seine heimliche Lust am Betrachten pornographischer Darstellungen zu verleugnen. Sein Interesse dafür rechtfertigte er mit eher durchsichtigen, pseudovernünftigen Argumenten. Oft brachte er seine geheimen Wünsche in verneinter Form zum Ausdruck. Dadurch wurde zwar deren Inhalt bewußt, aber seine wahre Absicht wurde durch die Verneinung weiterhin verschleiert. (Das Phänomen der Verneinung zeigt sich in Beteuerungen wie »Ich will ja nicht sagen, daß ...«, »Glauben Sie nur ja nicht, daß ...«, »Es geht mich ja nichts an, aber ...«.)

Sexuelle Störungen des Analcharakters beruhen oft auf Verleugnung sadomasochistischer Triebwünsche. Von einer Verleugnung spricht man dann, wenn sich ein Individuum unbewußt weigert, bedrohliche oder peinliche Teile der Innen- oder Außenwelt anzuerkennen.

Verleugnung aus Angst

Gerade weil zwanghafte Menschen sich vor ihren Sexualphantasien so sehr fürchten, neigen sie stärker als andere dazu, diese zu verleugnen. Werden sie in der Therapie nach ihren sexuellen Phantasien befragt, geben sie meist an, keine zu haben. Auch ihre gelebte Sexualität verläuft üblicherweise eingeschränkt und phantasielos. Die zugelassenen sexuellen Handlungen sind leicht als Reaktionsbildung auf unterschwellige sexuelle Begierden zu erkennen. Von einer Reaktionsbildung spricht man, wenn ein verpönter Triebwunsch durch das entgegengesetzte Bestreben abgewehrt wird. Zum Beispiel kann der Wunsch, sich in der Sexualität mit »schmutzigen« Dingen zu befassen, als Folge der Reaktionsbildung zu einer extrem sterilen, »sauberen« Sexualität führen.

In der Regel kämpft der Analcharakter gegen sein lustvolles Interesse an den Ausscheidungsprodukten, Kot und Urin, an. So läßt sich der vorzeitige Samenerguß beim Analcharakter als Ausdruck des unbewußten Wunsches verstehen, die Frau zu besudeln, anzupinkeln.

Erektionsstörungen und der verzögerte Samenerguß sind bei diesem Charakter als sadistische Verweigerung bzw. mit einem »Nichts-von-sich-hergeben-Wollen« zu interpretieren.

Sexuelle Störungen des phallischen Charakters

Bei einem Mann ist dann von einem phallischen Charakter die Rede, wenn in der Rivalität mit einem anderen nicht die Frau, sondern die Bestätigung der eigenen Überlegenheit das Wesentliche ist. Einem solchen Mann geht es primär nicht um sexuelle Befriedigung. Er will sich und der ganzen Welt beweisen, daß er »der Größte« ist – und daß er »den Größten« hat.

Die hervorstechendsten Eigenschaften des phallischen Charakters sind:

- übertrieben zur Schau gestelltes Selbstbewußtsein
- die Neigung zur Entwertung
- Neid
- Lieblosigkeit und Gefühlskälte
- egoistische Selbstbezogenheit
- Beziehungsschwäche oder -unfähigkeit
- mangelndes Einfühlungsvermögen

Die phallische Phase wird zwischen dem dritten und fünften Lebensjahr durchlaufen. Erst in diesem Zeitraum gewinnen die Geschlechtsorgane als Lustquellen an Bedeutung. Befriedigung wird aus allen Formen der Masturbation gewonnen: Reiben, Drücken, Schaukeln, Drehen, Berühren, Schauen und Beschautwerden.

In diesem Alter beginnen die sogenannten »Doktorspiele«. Kinder entdecken und erforschen ihr eigenes Geschlecht und das andere. Jetzt erst legen sie auf den Geschlechtsunterschied verstärktes Augenmerk.

Der männliche Penis wird in dieser Zeit von Jungen und Mädchen maßlos überschätzt. Es werden ihm magische Fähigkeiten zugeschrieben. Der »Zauberstab« im Märchen symbolisiert die dem Penis zugeschriebene Macht. Im

Märchen ist der Zauberstab dazu da, Dinge zu verwandeln. Darin zeigt sich gleich eine zweifache Bedeutung: Einerseits verwandelt sich der Penis selbst, wenn er vom ruhenden in den erregten Zustand wechselt. Andererseits sollte er auch beim Liebesakt fähig sein, die Frau zu verzaubern. Auch der Kasperl demonstriert mit seiner Zipfelmütze, seiner langen Nase und seiner Keule phallische Eigenschaften. Die soziale Rolle des Kasperls – häufig ist er das »Anhängsel« eines Königs – weist ihn ebenfalls als phallisches Element aus. So wie der Kasperl der beste Diener einer Obrigkeit ist, wird der Penis als treuer Diener seines Herrn erlebt. Es ist auch kein Zufall, daß gerade das Krokodil so häufig der Gegenspieler des Kasperls ist: Sein weit aufgerissenes, gezähntes Maul symbolisiert die »Vagina dentata«, die gezähnte Vagina.
Wenn der Kasperl im Spiel das Krokodil mit seiner Keule schlägt, läßt sich das Schlagen leicht als symbolische Darstellung des Geschlechtsverkehrs entschlüsseln. Ähnlich wie der Kasperl verhalten sich die vier- bis fünfjährigen Jungen, die im erregten Spiel auf Stofftiere, Puppen, Spielzeugfiguren etc. eindreschen. Es gibt wohl kaum einen in diesem Alter, der nicht ein wilder Kämpfer wäre. Die phallische Bedeutung dieser Kampfspiele liegt so sehr auf der Hand, daß Eltern ihren Söhnen keinen guten Dienst erweisen, wenn sie diese aus falsch verstandenem Pazifismus unterbinden.

Phallische Männer wollen siegen

Die Spiele der kleinen Jungen in diesem Alter lassen keinen Zweifel aufkommen, wofür der Phallus jetzt steht: für Aggressivität, Macht, Überlegenheit, Größe und Unbesiegbarkeit. Bei diesen Kämpfen spielt die Rivalität um die Frau noch keine große Rolle. Wichtiger ist, wer als Stärkerer dasteht, wer also über den mächtigeren Phallus verfügt.

Nicht viel anders als vierjährige Jungen verhalten sich Männer, welche die phallische Stufe der Triebentwicklung nicht überwunden haben. Auch ihnen geht es weniger darum, in den Armen einer Frau Liebesglück zu finden, als einem anderen Mann zu beweisen, daß sie ihm überlegen sind. Auch in der Erwachsenensexualität können sie eine Frau oft nur dann begehren, wenn es einen zweiten Mann gibt, mit dem sie um deren Gunst rivalisieren können. Sobald sie die Rivalität für sich entschieden haben, verlieren sie jedoch das Interesse an ihrer Eroberung.

Ein phallischer Mann rivalisiert aber nicht nur beim Sex, er verrät sich auch im Straßenverkehr: Auf der Autobahn fährt er grundsätzlich nur mit aufgeblendeten Scheinwerfern auf der Überholspur. Wenn die Ampel auf Grün schaltet, muß er als Schnellster von der Kreuzung losbrausen. Der Phallus ist hier durch ein schnelles Auto symbolisiert, das dem Fahrer ein Gefühl der Macht und Überlegenheit gibt.

Kein Wunder also, daß schon kleine Jungen um ihren »kostbaren Stab« fürchten. Diese Verlustangst, in der Psychoanalyse »Kastrationsangst« genannt, wird durch den Anblick des weiblichen Genitales noch zusätzlich verstärkt: Als der kleine Stefan zum Spaß die Klotür aufriß, während seine ältere Schwester Erika gerade Pipi machte, erschrak er fürchterlich: Dort wo er seinen »Wiwimacher« hatte, war bei ihr nichts. Weinend lief er zu seiner Mami und berichtete ihr von Erikas Unglück. Obwohl ihm seine Mutter versicherte, daß mit Erika alles in Ordnung sei und ihr nichts fehle, daß Mädchen ganz einfach so aussähen, konnte sich Stefan nicht beruhigen.

FREUD führt die Angst, die »kleine und große Männer« vor dem Anblick des weiblichen Genitales empfinden, darauf zurück, daß »dort, wo dieser (der Mann) einen Penis erwarte, gar keiner sei, so daß der Mann die Empfindung habe, die Frau sei ›kastriert‹.« Die kindliche Vorstellung, das weibliche Genitale wäre durch eine Kastration entstanden, findet auch in der Umgangssprache Niederschlag, in der es mit dem Ausdruck »Wunde« bezeichnet wird. Die Angst vor dem »kastrierten« weiblichen Genitale sitzt unbewußt auch erwachsenen Männern oft im Nacken. Aus ihr erklärt sich auch die Scheu vieler Männer, mit einer Frau während ihrer Tage zu verkehren.

Orientiert sich bei einem erwachsenen Mann das Sexualleben noch immer an den Zielen der phallischen Phase, dann wird Sexualität für ihn zum Leistungssport. Er muß beim Sex sich und seiner Partnerin beweisen, daß er der Größte ist und im Bett natürlich viel besser als andere Männer. Daß sich ein hoher Leistungsdruck auf die Lust und die Potenz negativ auswirken kann, liegt auf der Hand. Je stärker sich ein Mann in der Liebe unter Druck setzt, um so größer sind natürlich seine Ängste zu versagen. Rolf ging es zum Beispiel so. Er brauchte den sexuellen Erfolg für seine Bestätigung. Jede Nummer »mußte eine Glanznummer sein«. Dementsprechend groß war auch seine Angst, es »einmal nicht zu bringen«.

Nach einem rauschenden Fest war es dann soweit: Rolf traf eine Frau, die ihm weit attraktiver schien als die anderen und die er schon aus diesem Grund haben mußte. Um seine Ängste wegzuspülen und selbstsicherer zu wirken, trank er einige Gläser zuviel. Er ließ seinen ganzen Charme spielen. Nach Mitternacht hatte er sie dann soweit: Sie fuhren beide in ihre Wohnung, um ein paar schöne Stunden zu erleben. Schon auf der Fahrt hatte Rolf ein mulmiges Gefühl im Bauch. Die Frau war wirklich toll. Ihr natürliches Selbstbewußtsein zeigte, daß sie genau wußte, was sie wollte, und in sexuellen Dingen sehr erfahren war. Gerade bei ihr wollte Rolf im Bett eine »gute Figur« machen. Es kam, wie es kommen mußte: Rolf hatte zuviel getrunken, und er war schon ziemlich müde. Die Angst vor seiner starken Partnerin gab ihm den Rest. Sein bester Freund ließ ihn im Stich. Rolf entschuldigte sich damit, daß ihm so etwas noch nie passiert sei. Doch sein Trauma konnte er dadurch nicht ungeschehen machen.

Als sich das Malheur bei den nächsten Versuchen wiederholte, fixierte sich bei Rolf das Symptom. Rolf geriet durch sein Versagen in den typischen Angstkreislauf und in das damit verbundene Vermeidungsverhalten: Seine massiven Erwartungsängste veranlaßten ihn, sexuellen Kontakten zunehmend aus dem Weg zu gehen.

Phallischen Männern geht es eben nicht nur um den Genuß in der Liebe, sondern vorwiegend darum, andere Männer zu übertreffen. Unbewußt ist der phantasierte Rivale beim Liebesakt immer dabei. Auf diese Weise wird natürlich der Rivalitätsangst Tür und Tor geöffnet. Dann nämlich, wenn der Rivale, so wie einst der Vater in der Kindheit, als übermächtig vorgestellt wird. In diesem Fall wird ein phallischer Mann zwar die Frau verführen, um sich zu bestätigen, daß er sie haben könnte, wenn er wollte. Aber vor oder während des sexuellen Verkehrs wird er einen Rückzieher machen, um dem unbewußten Rivalen nicht in die Quere zu kommen. Bestimmte Formen des vorzeitigen Samenergusses und der Erektionsstörung gehen auf solche Rivalitätsängste zurück.

Der Penis als Waffe

Die volkstümlichen Ausdrücke sind ein deutlicher Beweis dafür, daß der Penis immer wieder mit einer »Waffe« gleichgesetzt wird: Lanze, Schwert, Kolben, Keule, Schwengel, Pfahl, Rute, Hammer, Rammbock, Flinte, Kanone, Granatwerfer usw. Wenn ein erwachsener Mann an der kindlichen Vorstellung vom Penis als gefährliche Waffe festhält, können schwere Sexualstörungen entstehen. In diesem Fall ist es die Angst, die Frau beim Koitus zu verletzen, die zur Hemmung führt.

Viele Bezeichnungen für den Koitus unterstreichen die unbewußt aggressive Bedeutung, die der Geschlechtsverkehr in der Vorstellung vieler Männer hat. Die geliebte Frau wird geknallt, genagelt, gehämmert, gewetzt, angebohrt, aufgespießt ...

Schon lange vor dem Verkehr offenbart sich die aggressive Komponente, die der Sexualität innewohnt:

Wenn ein Mann eine Frau kennenlernen will, geht er »auf den Schuß«. Mit dem Schuß ist natürlich das explosionsartige Ausstoßen des Ejakulats beim Höhepunkt des Mannes gemeint. Der Schießprügel, der das Ejakulat abfeuert, kann nur der Penis sein. Wenn er schon als Schußwaffe vorgestellt wird, dann ist auch klar, was die Zielscheibe symbolisiert – das weibliche Genitale. Das höchste Ziel – also der Höhepunkt – ist dann erreicht, wenn ins Schwarze getroffen wird.

Bei einer verbreiteten sadomasochistischen Praktik, dem Flagellantismus, symbolisiert die Peitsche den urinierenden Penis. Die Rute steht für den Penis, die Riemen für den Urinstrahl. Das pralle nackte Gesäß, auf das so gerne geschlagen wird, ist ein Abbild der sexuellen Anspannung. Das Aufplatzen der Haut ist mit der Entspannung gleichzusetzen.

Unterdrückte Sexualität führt zu Angststörungen

Den meisten sexuellen Störungen liegen bewußte oder unbewußte Ängste zugrunde. Sofern sie bewußt werden, äußern sie sich oft als dumpfe Angstzustände. Wann immer Angst entsteht, wird sie als alarmierendes Signal wahrgenommen, das auf eine drohende Gefahr aufmerksam macht.

Beim Sex handelt es sich selten um reale Gefahrensituationen. Die Gefahr spielt sich meist nur in der Phantasie ab. Wie Sie bereits wissen, handelt es sich bei den angsterregenden Vorstellungen um Triebwünsche, die noch aus der infantilen Sexualität stammen. Sie versuchen, Zugang zum Bewußtsein – und damit eine Abfuhrmöglichkeit – zu bekommen. Diese Impulse machen Angst. Die Angst, die durch verbotene Triebregungen ausgelöst wird, führt zu einer Abwehrreaktion, die bis zur völligen Hemmung der sexuellen Funktion gehen kann.
Abgeschwächt äußern sich solche Hemmungen auch in Form von sozialen Ängsten, Schüchternheit und betont aggressionsloser Sexualität. Sie können die gesamte Persönlichkeit oder nur einzelne Verhaltensweisen, z. B. die Kontaktaufnahme, betreffen. Die meisten sexuellen Störungen sind also Funktionshemmungen: psychogene Impotenz genauso wie vorzeitiger Samenerguß oder sexuelle Lustlosigkeit.
Daß Menschen angesichts einer realen Bedrohung Furcht empfinden, ist weiter nicht verwunderlich. Anders verhält es sich jedoch mit übertrieben anmutenden Ängsten vor engen Räumen und weiten Plätzen, vor Fahrten mit der U-Bahn, mit Sesselliften und mit Seilbahnen sowie Höhenängsten. Auch die Angst vor bestimmten Tierarten wie Spinnen oder Schlangen und unbegründete Krankheitsängste sind oft nicht nachzuvollziehen. Die angstauslösenden inneren Reizbilder werden bei den Phobien mit bestimmten äußeren Bedingungen – Räumen, Plätzen, Tieren, Gegenständen – verknüpft. Diese äußeren »Auslöser« weisen auf lose, assoziative Verbindungen mit unbewußten, die Angstzustände verursachenden Vorstellungen und Wünschen hin.

Gerd war nicht in der Lage, sich auszumalen, wie es für ihn wäre, nackt, mit verbundenen Augen an ein Bett gebunden, von mehreren Frauen gleichzeitig verwöhnt zu werden. Was für die meisten Männer sehr erregend ist, war Gerd so unangenehm, daß er aggressiv reagierte.

Günter erzählte, daß er es nicht ertragen könne, von seiner Partnerin manuell oder oral am Penis stimuliert zu werden, weil ihn das kitzle.

Diese Unfähigkeit, sich der Lust passiv und entspannt hinzugeben, macht das Ausbleiben der Erektion verständlich. Die wenigsten Männer, die sich zwanghaft aktiv um eine Erektion bemühen, wissen: Die Erektion würde ganz von allein entstehen, wenn sie sich entspannt ihrer sexuellen Erregung überließen. Die Erektion bleibt nur dann aus, wenn der sexuelle Erregungskreislauf durch störende Phantasien und Gedanken unterbunden wird.

Als Jürgen unser Institut aufsuchte, war ihm der Zusammenhang zwischen seinem vorzeitigen Samenerguß und seinen Höhenängsten nicht bewußt. Wegen seiner Höhenängste konnte er damals nicht einmal eine niedrige Aussichtswarte besteigen. Auch Brücken, Rolltreppen oder Aufzüge waren ihm ein Greuel. Kaum hatte er keinen festen Boden mehr unter den Füßen, packte ihn die panische Angst zu fallen. Schaute er in die Tiefe, verspürte er einen fast unwiderstehlichen Zwang hinabzuspringen. In Jürgens Fall symbolisierte die Höhe die hochsteigende, außer Kontrolle geratende sexuelle Erregung.

Bei der Phobie wird also ein ursprünglich inneres Geschehen in ein scheinbar äußeres umgewandelt. Der unbewußte sexuelle Konflikt mitsamt den dazugehörigen Phantasien wird auf die Außenwelt übertragen. Hinter phobischen Ängsten steckt oft die Angst vor dem Kontrollverlust. Kein

Wunder also, daß phobische Ängste immer dann auftreten, wenn sich eine Person »ausgeliefert« fühlt – z. B. im Lift, in der U-Bahn oder im Flugzeug. Daß sich phobische Menschen auch beim Sex nicht richtig entspannen und loslassen können, ist klar.
Es ist daher kein Zufall, daß Männer mit Erektionsstörungen bei der Vorstellung, während des Geschlechtsverkehrs einer Frau ausgeliefert zu sein, panische Angst entwickeln.

Süße Schale, rauher Kern

Hinter dem Zwang zu springen bzw. der Angst zu fallen steckt zum Beispiel der Wunsch, einer verbotenen Versuchung endlich nachzugeben. Bei Jürgen war es der verdrängte Impuls, die Partnerin beim Verkehr zumindest verbal zu erniedrigen. Als er es – mit ihrem Einverständnis – endlich wagte, all die obszönen und aggressiven Worte beim Sex auszusprechen, war sein Problem behoben. Jürgens Fall zeigt außerdem, daß viele Männer mit vorzeitigem Samenerguß ihre unausgelebten Aggressionen hinter einem außergewöhnlich zärtlichen, »süßen« Sexualverhalten verstecken. Seine Frau wiederum empfand den »aggressiven« Sex gar nicht als Zumutung, sondern sogar als sehr erregend.
Nach außen hin wollte Jürgen seiner Frau, der Mutter seiner Kinder, sein »schmutziges« Verlangen nicht antun. In Wirklichkeit schämte er sich wegen dieser Wünsche vor sich selbst. Diese Scham ist auch der Grund, warum Männer wie Jürgen nicht fähig sind, zu ihren Phantasien Zugang zu bekommen, und sexuelle Störungen entwickeln. Männern, die ihre dunklen Wünsche annehmen und in angemessener Weise ausleben, bleiben sexuelle Probleme erspart.

Sigmund FREUD ging davon aus, daß Perversionen Fixierungen auf charakteristische Wünsche der frühkindlichen Triebentwicklung seien. Zum Beispiel kann die Fixierung auf die anale Phase zur Koprophagie, der Lust am Umgang mit Kot, oder zu sadomasochistischen Verhaltensweisen führen. Der kindliche Schautrieb kann im Falle einer Fixierung im Erwachsenenalter als Voyeurismus auftreten, die Zeigelust als Exhibitionismus und so fort.

Perverse haben im Vergleich zu sexuell entfalteten Menschen nur sehr reduzierte Möglichkeiten des Lustgewinns. Oft steht ihnen nur ein Weg zur Befriedigung offen, nämlich ihre Perversion.

Der amerikanische Psychoanalytiker Robert STOLLER (1979) erweiterte die FREUDsche Erklärung, daß Perversionen nichts anderes als eine Fixierung auf einen kindlichen Teiltrieb seien. Er meinte, daß jede Form der sexuellen Perversion als Versuch einer symbolischen Konfliktlösung zu sehen sei.

Den Umstand, daß es mehr perverse Männer als perverse Frauen gibt, erklärte STOLLER damit, daß es Jungen schwerer als Mädchen hätten, zu ihrer psychosexuellen Identität zu finden. Die Entwicklung eines Jungen verläuft daher konflikthafter und ist deswegen störungsanfälliger. Ursprünglich identifiziert sich sowohl das kleine Mädchen als auch der kleine Junge mit der Mutter, die Geborgenheit und Nahrung spendet. Von dieser mütterlichen Überlegenheit müssen sich beide Geschlechter freimachen. Diese Aufgabe fällt den Mädchen, die ja dasselbe Geschlecht wie die Mutter haben, leichter als den Jungen, die sich in einem zweiten Schritt mit dem männlichen Geschlecht identifizieren müssen.

STOLLER stellte fest, daß in jeder Perversion eine erotische

Form von Haß enthalten ist. Dieser habe seinen Ursprung darin, daß die Ablösung von der Mutter und der Aufbau der eigenen Identität nicht so schnell und reibungslos gelingen, wie es der kleine Junge vermutlich anstrebt. Der Haß auf die übermächtige Frau und Mutter gipfelt schließlich darin, sich einerseits dem normalen Akt mit der Frau zu verweigern, andererseits aber in ausgeklügelten erotischen Inszenierungen eine tatsächliche oder vermeintliche Niederlage in einen Sieg zu verwandeln.

Lukas ist beim normalen Verkehr impotent. Er erlebt allerdings einen intensiven und zutiefst befriedigenden Orgasmus, wenn er sich vor den Augen seiner Partnerin befriedigt. Später erinnerte er sich daran, daß er als Kind von der Mutter auf sehr demütigende Weise beim Onanieren ertappt worden war. Die Mutter riß dem Jungen die Bettdecke weg und entblößte damit nicht nur seine Masturbationsaktivität, sondern auch den erigierten Penis in seiner Hand. Indem er sich vor seiner Partnerin bis zum Orgasmus selbst befriedigt, verwandelt er seine ursprünglich ohnmächtige Situation in eine triumphale Machtposition.

10.
Organische Ursachen männlicher Sexualstörungen

Wir wollen Sie nicht mit unnötigen anatomischen Details langweilen, aber über einige grundsätzliche Faktoren sollten Sie Bescheid wissen.

Die Fähigkeit zu einer normalen Erektion und Ejakulation ergibt sich aus dem komplexen Zusammenspiel von Psyche, Hormonen der Hirnanhangdrüse, dem in den Hoden produzierten Hormon Testosteron und den aus dem Rükkenmark austretenden Nerven. Die für die Erektion entscheidenden Nerven treten im Kreuzbeinbereich hervor, jene für die Ejakulation aus der Lendenwirbelsäule.

In diesem Zusammenhang ist zu bedenken, daß sexuell abstinente Männer häufig über Beschwerden im Lendenwirbelbereich klagen und dort auch starke Verspannungen aufweisen.

Umgekehrt wird in fernöstlichen Liebesbüchern immer wieder empfohlen, daß die Partnerin ihre warme flache Hand auf den Lendenwirbelbereich legen sollte, um die Erektion zu fördern und zu stärken.

Die Erektion – Wunderwerk der Technik

Die Schwellung und Aufrichtung des Penis erfolgt durch die Kontraktion bzw. Erschlaffung verschiedener kleiner Muskeln und die Füllung bzw. Entleerung von Blutgefäßen. Damit sie möglich wird, bedarf es des Zusammenspiels mehrerer Faktoren – psychischer, anatomischer, neurophysiologischer und endokrinologischer.

Es handelt sich dabei um ein höchst kompliziertes System, das sich wie alle komplizierten Systeme höchst störungsan-

fällig zeigt, andererseits aber auch sehr gut abgesichert ist. Rein körperlich bedingte Impotenz ist daher sehr selten.
Die Erektion ist keine Sache des Willens oder Wollens. Es sind sogenannte parasympathische Impulse, die, ausgelöst durch eine tatsächliche oder aus der Phantasie stammende Berührung, die arteriellen Blutgefäße erweitern und die arteriellen Ventile öffnen, so daß eine maximale Blutmenge in die drei zylinderförmigen Schwellkörper des Penis strömen kann. Der Penisschaft, der aus zwei bindegewebigen Zylindern, den Corpora cavernose, besteht, ist mit schwammigen Gefäßräumen ausgestattet. Ein breiter Gefäßzylinder im unteren Teil des Penis umgibt die Harnröhre. Durch das Auffüllen der Schwellkörper kommt es zum Erigieren des Gliedes.
Dafür, daß der Druck ausreichend hoch bleibt, sorgen Beckenmuskeln, die am Penisende befestigt sind und die bei der Erregung rhythmisch kontrahieren und so den Abfluß des gestauten Blutes verhindern. Eine zusätzliche Sicherung zur Aufrechterhaltung der Erektion besteht in einem Schottensystem in Form von Venenklappen. Die parasympathischen Impulse sind auch für jene Muskelaktivität verantwortlich, die die Samenflüssigkeit durch die Harnröhre treibt und schließlich die Ejakulation bewirkt.

Hormone – die Boten der Lust

Wenn ein Mann nicht so kann, wie er gerne würde, klammert er sich häufig an die Hoffnung, daß sein Problem mit der Einnahme von Hormonen behoben werden könne. Aber leider: Testosteron allein kann keine Erektion auslösen. Tatsächlich werden nur bei etwa 5 bis 10 % aller Männer mit Erektionsstörungen hormonelle Abweichungen gefunden.
Für die sexuelle Erregung wichtiger als der hormonelle Grundspiegel – da genügt wenig, gut ein Drittel davon

wird in den Nebennieren produziert – sind die Schwankungen des Testosteronspiegels. Parallel zur sexuellen Erregung steigt er an, mit der Ejakulation und der eintretenden Entspannung fällt er abrupt ab. Dieses An- und Abfluten des Testosterons wird durch vielfältige Vorgänge im Gehirn, z. B. durch Phantasien und durch Reizempfindungen, beeinflußt. Daher ist in den meisten Fällen die Einnahme von Hormonen nicht sinnvoll.

- Denken Sie daran, daß Impotenz ein Warnsymptom ist. Betrachten Sie Ihr Problem als Signal dafür, sich einem Arzt anzuvertrauen. Wenn eine organische Ursache für Ihre sexuelle Störung von seiten des Mediziners ausgeschlossen wird, sollte Sie Ihr nächster Weg zum Klinischen Psychologen mit psychotherapeutischer Zusatzausbildung führen.
- Unterlassen Sie auf jeden Fall Selbstbehandlungsversuche mit fragwürdigen Potenzmitteln oder Hormonen. Sie verlieren kostbare Zeit und riskieren weitere Schäden.

Wenn Arteriosklerose die Kraft schwächt

Es ist eine Binsenweisheit, daß durch Verkalkungen der Gehirngefäße die Gehirnfunktionen gestört sind: Vergeßlichkeit und Verwirrtheit sind die bekanntesten Folgen. Es können natürlich nicht nur die Gehirngefäße, sondern auch die Gefäße der Geschlechtsorgane verkalken. Sind die blutzuführenden Gefäße durch Kalkablagerung (bei erhöhtem Cholesterin, Blutzucker und/oder Bluthochdruck) verengt, so kann die für die Erektion erforderliche Blutfüllung nicht oder nur mangelhaft erreicht werden. Oder: Es kommt zwar zur Erektion, aber durch die körperliche »Arbeit« beim Verkehr benötigt auch die Muskulatur mehr Blutzufuhr und die Erektion läßt vorzeitig nach.

Die Verkalkung betrifft meist nicht nur den »kleinen Mann«, sondern meist alle Gefäße des Körpers, so daß die Leistungsfähigkeit des »ganzen Mannes« vermindert ist. Aber Geschlechtsverkehr muß ja schließlich kein Hochleistungssport sein.

Neurophysiologische Ursachen – wenn die Brücken brechen

Störungen des zentralen und peripheren Nervensystems – z. B. nach Hirnverletzungen – können Erektions- und Ejakulationsprobleme verursachen. Dazu kann es auch dann kommen, wenn wichtige verbindende Zentren unterbrochen werden, wie das z. B. bei Querschnittsläsionen der Fall ist.
Nervenschädigungen treten auch bei Multipler Sklerose, bei Tumoren im Rückenmark oder im kleinen Becken und als Folge von Diabetes und chronischem Alkoholismus auf.

Vaskuläre Grundlagen – das »venöse Leck«

Bei sexueller Reizung werden im Gehirn sogenannte »Neurotransmitter« freigesetzt. Sie entspannen die Schwellkörpermuskulatur und bewirken dadurch eine enorme Erhöhung der Blutzufuhr über die Penisarterien. Gleichzeitig wird eine Drosselung des venösen Abflusses ausgelöst. Dadurch nimmt das Volumen des Schwellkörpers zu, die Erektion ist erfolgt und hält an.
Ein »venöses Leck«, also eine Abflußstörung dieses Systems, beeinträchtigt natürlich, je nach Ausmaß, die Erektionsfähigkeit. Männer, die davon betroffen sind, kennen das Problem aus leidvoller Erfahrung: Man ist erregt und kommt auch zu einer Erektion, aber durch den Rückfluß des Blutes läßt sie nach oder schwindet gänzlich.

Hier ist es wichtig, zu bedenken, daß eine sexuelle Störung mit einem psychischen Hintergrund auf körperlicher Ebene ganz genauso verläuft. Es ist daher unbedingt notwendig abzuklären, was nun tatsächlich hinter der Störung steckt.

Die Prostata – die Drüse, die Männern Kummer macht

Als der 57jährige Dieter eines Morgens Probleme beim Wasserlassen hatte, war er alarmiert: Oft genug hatte er gehört und gelesen, daß es im reifen Alter zu einer Vergrößerung oder gar zu einer bösartigen Veränderung der Vorsteherdrüse kommen kann. Die Angst vor einer Operation und deren Folgen – nämlich Impotenz oder eine »retrograde Ejakulation«, also die Ejakulation in die Blase – war ihm schon seit längerer Zeit geläufig.

Die Vorsteherdrüse oder Prostata umschließt in Form und Größe einer Kastanie den innersten Abschnitt der Harnröhre. Sie erzeugt eine saure Flüssigkeit, die den größten Teil des Ejakulats ausmacht und deren Zusammensetzung die Beweglichkeit der Spermien gewährleistet.

Mit zunehmendem Alter vergrößert sich bei vielen Männern die Prostata, wodurch die Harnröhre eingeengt und die Harnblasenentleerung behindert wird. Kann diese Vergrößerung nicht mehr medikamentös eingedämmt werden, wird eine Operation nötig, die üblicherweise durch die Harnröhre durchgeführt wird. Bei der sogenannten »Transurethralen Prostatektomie« wird der innere Teil der Prostata ausgeschält. Eine Verletzung des inneren Schließmuskels ist dabei oft unvermeidlich. Er hält dann nicht mehr dicht und das Ejakulat entleert sich ganz oder teilweise in die Harnblase. Es handelt sich dabei um die sog. »trockene« oder »retrograde« Ejakulation.

Auch eine Schädigung der Nerven wie bei Diabetes, Ope-

rationen im kleinen Becken oder Erkrankungen des Rükkenmarkes können zu diesem Problem führen.
Sollte die Prostatavergrößerung durch ein Karzinom verursacht sein, müssen die Prostata und die umgebenden Lymphknoten komplett entfernt werden, was dann zumeist auch einen Erektionsverlust bedingt.

Bitterer Zucker

»Diabetes mellitus«, also die Zuckerkrankheit, ist die häufigste Ursache für körperlich bedingte Impotenz. Dabei kommt zu der beschriebenen Gefäßverkalkung auch eine verminderte Leitfähigkeit der Nerven hinzu, die durch den erhöhten Blutzuckerspiegel direkt hervorgerufen wird.

Alkohol – die gefährliche Verführung

Mäßig genossen, wirkt Alkohol anregend und entspannend, in größeren Mengen jedoch dämpfend – wortwörtlich als Schlafmittel. Chronischer Mißbrauch verursacht eine ähnliche Nervenschädigung wie Diabetes und einen durch den Leberschaden bedingten Testosteronmangel, der nicht nur die Potenz reduziert, sondern sich auf den Gesamtorganismus in Form einer »Verweiblichung« auswirkt.
Es ist eine Tatsache, daß Alkohol von sexuell gehemmten Männern zur Lockerung und Entspannung mißbraucht wird. Das ist z. B. bei dem schüchternen Stefan der Fall. Er kann erst dann mit einer Frau verkehren, wenn er zumindest drei Viertel Wein konsumiert hat. Nüchtern ist er wegen seiner Hemmungen impotent. Nun sind Hemmungen zwar durch Alkohol zu lösen, aber chronischer Alkoholmißbrauch endet wieder mit Impotenz – diesmal aber aus organischen Ursachen.
Ebenso kann chronischer, exzessiver Nikotinmißbrauch Im-

potenz hervorrufen, schließlich handelt es sich dabei um ein »hochpotentes« Gefäßgift.

Kleine Pillen – große Wirkung: Medikamente beeinflussen die Erektionsfähigkeit

Wenn vorübergehend die Einnahme von Medikamenten notwendig ist, besteht kein Grund, sich wegen Potenzstörungen Sorgen zu machen. Allerdings kann die langfristige Einnahme bestimmter Medikamente zur Entwicklung von Erektionsstörungen beitragen. Das ist zwar nicht bei allen Männern der Fall, aber doch bei einigen.
Falls Sie also unter Potenzstörungen leiden und eines der hier genannten Mittel nehmen, sollten Sie Ihren Arzt darauf ansprechen:

- Östrogene
- Beruhigungsmittel
- Antidepressiva und andere Psychopharmaka
- Betablocker
- Migränemittel
- Blutdruckmedikamente
- Entwässerungsmittel
- Mittel zur Hemmung der Magensäurebildung
- Lipidsenker
- Kortisonpräparate
- Mittel gegen Gicht
- Abmagerungsmittel
- Epilepsiemittel
- Morphium
- Methadon

Da alle diese Arzneien nur verordnet werden, wenn sie wirklich notwendig sind, geht die Gesundheit immer vor! Setzen Sie daher keinesfalls ein Medikament ab, ohne vorher mit Ihrem Arzt darüber oder über einen Medikamentenwechsel zu sprechen.

Wenn sich die genitale Geographie verändert

Nicht nur unsichtbare Durchblutungs- oder Reizleitungsstörungen machen Männern zu schaffen, sondern auch sichtbare Veränderungen am Penis. Dazu gehört vor allem in reiferen Jahren die sogenannte »Induratio penis plastica«. Diese fibrotische Bindegewebsverhärtung führt zu einer Krümmung des Penis, was den Verkehr oft schmerzhaft oder gar unmöglich macht. Große Leisten- oder Wasserbrüche können den genitalen Vollzug ebenfalls beeinträchtigen. Dasselbe gilt für Veränderungen der Prostata und für die Vorhautverengung.

11.
Die große Streitfrage: Ist die erektile Impotenz psychisch oder organisch bedingt?

Im Gegensatz zum vorzeitigen Samenerguß, der fast immer psychische Wurzeln hat, können Ursachen einer Erektionsstörung (8,7 % der Männer leiden darunter) psychisch und organisch sein. Die widersprüchlichen Aussagen hinsichtlich der Entstehung der erektilen Dysfunktion – sei sie nun vorwiegend psychisch oder organisch verursacht – haben nicht nur mit der Multifunktionalität des Urogenitaltraktes als Produktions-, Reproduktions- und Lustorgan zu tun. Es fehlt in diesem Bereich nach wie vor auch die interdisziplinäre Zusammenarbeit zwischen Urologie und Klinischer Psychologie.
Oft entscheiden ja nicht so sehr die objektiven Fakten darüber, wie die Zuordnung eines Falles erfolgt, sondern der »wissenschaftsideologische« Standpunkt eines Teams: Mediziner werden die organischen Faktoren stärker in den Vordergrund stellen, Klinische Psychologen die psychischen. Es ist daher kein Wunder, daß manche Studien den Anteil organischer Verursachung bei 90 % ansetzen, andere wiederum fast ausschließlich einen psychischen Anlaß annehmen.

Die Studie der Poliklinik

In einer an der Poliklinik Wien durchgeführten Studie (1992) wurde eine solche Polarisierung allein schon durch die Zusammensetzung des Forscherteams – bestehend aus vier Urologen und einer Tiefenpsychologin – verhindert. In einer fächerübergreifenden Teamarbeit wurde bei der

Diagnoseerstellung darauf Wert gelegt, daß organische und psychogene Faktoren – entsprechend ihrer nachweisbaren Beteiligung – gleichermaßen Berücksichtigung fanden.
Insgesamt wurden 202 Patienten mit erektiler Dysfunktion einer detaillierten organischen, tiefenpsychologischen und testpsychologischen Abklärung unterzogen. Innerhalb eines Zeitraumes von zwei Jahren wurden die Männer im Alter von 18 bis 83 Jahren (Durchschnittsalter 47,5 Jahre) an der sexualmedizinischen Ambulanz der Urologischen Abteilung der Allgemeinen Poliklinik Wien organisch und psychologisch untersucht.
Die psychologische Untersuchung bestand aus einem tiefenpsychologischen Interview und einem ausführlichen psychologischen Test. Es wurde auch versucht, die Partnerinnen der Patienten in die Gespräche mit einzubeziehen. Allerdings machten nur 52 Paare (25 %) von diesem Angebot Gebrauch. Selbst dann, wenn eine organische Verursachung auszuschließen war, hatten viele Männer noch immer Schwierigkeiten, psychische Gründe als Ursache für ihre Störung zu akzeptieren.
Bei der Mehrzahl der Männer mit Erektionsstörungen (48 %) war eine Kombination psychischer und organischer Faktoren die Ursache der erektilen Dysfunktion. Bei 39 % waren nur psychische Faktoren für die Störung verantwortlich. Nur bei 13 % der untersuchten Männer lag die Ursache der Funktionsstörung ausschließlich im organischen Bereich.
Die tiefenpsychologische Untersuchung ergab, daß psychogen verursachte Erektionsstörungen häufiger primär – also von Anfang an – auftraten, organisch verursachte eher sekundär. Bei psychogen Impotenten war das Eindringen zeitweilig durchführbar, zumindest manchmal kam es zu vollständigen Erektionen, entweder nächtlich, morgendlich, masturbatorisch oder durch stimulierende Situationen.

Auch unvollständige Erektionen traten bei psychogen Impotenten häufiger auf als bei organisch Erkrankten. Bei psychogener Erektionsstörung war das Symptom vermehrt partnerabhängig, sexuelle Träume waren häufiger und ein Gefühl der Befriedigung konnte trotz Koitus seltener erreicht werden. In vielen Fällen ließ das sexuelle Interesse nach, bevor es zum ersten Auftreten der Sexualstörung kam.

Psychogen Impotente unterschieden sich von organisch Impotenten vor allem durch:

- gelegentlich auftretende, morgendliche, nächtliche oder masturbatorisch ausgelöste Erektionen;
- erhöhte Partnerabhängigkeit der Impotenz und das Gefühl fehlender Befriedigung beim Sexualakt;
- durch einen Libidoverlust noch vor dem ersten Auftreten der Erektionsstörung.

Das Vorhandensein dieser Kriterien kann Ihnen einen ersten Hinweis geben, ob Ihre Störung eher psychische oder organische Ursachen hat.

Bei der testpsychologischen Untersuchung beschrieben sich psychogen Impotente eindeutig als depressiver und gehemmter. Sie sind häufig bedrückt, fühlen sich anderen Menschen eher ferne, neigen zu Selbstvorwürfen, fühlen sich im Umgang mit dem anderen Geschlecht befangen und können über Enttäuschungen nur schwer hinwegkommen. Auch ihre Interessen im Lebenskampf setzen sie nur schlecht durch. Weiters beschrieben sich Patienten mit psychogener Potenzstörung als weniger leicht erregbar. Sie hielten sich für liebesunfähig und schätzten ihre Wirkung auf andere im allgemeinen eher negativ ein. Darüber hinaus neigten sie zu Erschöpfungszuständen.

Bei psychogen Impotenten richtet sich die Aggression vorwiegend gegen das eigene Ich. Sie neigen daher zu gedrückter Grundstimmung, erhöhter Selbstkritik, Ängst-

lichkeit und Abhängigkeit. Ihren Ärger fressen sie eher in sich hinein. Sie leiden unter starken, inneren Spannungen. Im Sozialverhalten sind sie schüchtern, unsicher, leicht verlegen. Sie finden nur schwer Anschluß und verfügen über ein nur geringes Durchsetzungsvermögen. Gleichzeitig zeigt sich bei ihnen eine erhöhte Bereitschaft für psychosomatische Beschwerden im Zusammenhang mit Erschöpfungsgefühlen und Müdigkeit. Oft wirken sie auch passiv, feminin, unsicher und antriebslos.
Entscheidend aber ist: Männer, deren Impotenz körperliche Gründe hat, haben keine morgendliche, nächtliche oder durch Masturbation bzw. andere Stimulation hervorgerufene Erektion.

Worauf Sie bei der Abklärung Ihres Problems achten sollten

Eine sinnvolle Diagnose ist nur durch eine sexualmedizinische Anamnese möglich. Sie sollte unbedingt von einem Arzt und einem psychotherapeutisch geschulten Klinischen Psychologen durchgeführt werden. Achten Sie darauf, daß vor einer Diagnose folgende Fragen abgeklärt werden:

- Wie lange dauert die Erektionsstörung?
- War sie schon immer da, oder ist sie erst später aufgetreten?
- Tritt sie immer oder nur gelegentlich, unter bestimmten Bedingungen auf?
- Ist die Störung vielleicht situations- oder partnerabhängig?
- Kommt es zu nächtlichen Erektionen?
- Sind Erektionen bei der Masturbation möglich?

Bei der urologischen Untersuchung sollten zur Abklärung der Symptomatik folgende Untersuchungsschritte durchgeführt werden:

- Untersuchung des äußeren Genitales
- Erhebung des Prostatabefundes
- Laboruntersuchungen: eine internistische Basisuntersuchung inklusive Feststellung der Nieren- und Leberfunktionswerte sowie ein Hormonstatus (FSH, LH, Testosteron, Prolaktin, T3+T4).

Auch eine organneurologische Untersuchung sollte in jedem Fall erfolgen. Des weiteren ist eine Testinjektion mit vasoaktiven (gefäßaktiven) Medikamenten, z. B. Prostaglandin E1, und eine Doppler-Sonographie der penilen Arterien zum Ausschluß oder Nachweis einer arteriellen Durchblutungsstörung obligatorisch. Die Testinjektion kann bereits indirekt einen Hinweis für die Ursache der Erektionsstörung geben.

Eine wichtige diagnostische Abklärung erfolgt mit Hilfe des »Rigiscans«, einem Gerät, das die nächtliche Zunahme des Penisumfanges und die mechanische Steifheit des Gliedes registriert. In drei Nächten mit etwa acht Stunden Schlafdauer oder während einer visuellen sexuellen Stimulation werden an der Spitze und an der Basis des Gliedes mit jeweils einer Meßschlinge die Werte registriert. Werden bei der Rigiscan-Untersuchung in bezug auf Häufigkeit, Dauer und Rigidität der Erektion normale Werte gefunden, kann eine organische Ursache mit großer Sicherheit ausgeschlossen werden. Bei visueller Stimulation haben pathologische Werte weniger Aussagekraft. Zu einem Ausbleiben der Erektion kann es aufgrund einer psychischen Hemmung (z. B. Scham) kommen.

Letztlich spricht man nur dann von einer Erektionsstörung, wenn diese länger als ein Jahr besteht, als schwerster Grad der Störung ein Eindringen beim Geschlechtsverkehr nicht möglich ist und keine Abhängigkeit von Partnerinnen oder äußeren Umständen besteht.

- ⇨ Versäumen Sie keinesfalls den Arztbesuch! Impotenz kann auch der Hinweis auf eine schwere organische Erkrankung sein. Besprechen Sie Ihre Symptomatik aber auch mit einem Klinischen Psychologen mit psychotherapeutischer Zusatzausbildung, der Erfahrung auf dem Gebiet der Sexualstörungen hat.
- ⇨ Unterlassen Sie jede Form von Eigenbehandlung mit fragwürdigen Mitteln oder Techniken. Sie gefährden damit nur Ihre Gesundheit.

Die psychogenen Potenzstörungen

Wir haben Sie ja schon darüber informiert, daß sich die psychogene Impotenz aus tiefenpsychologischer Sicht als Folge eines unbewußten psychischen Konflikts erklärt. Seine Entstehung läßt sich bis in die Kindheit zurückverfolgen. Die Triebimpulse, die bei jeder psychogenen Potenzstörung gehemmt werden, können inzestuöser, phallisch narzißtischer, analsadistischer oder auch oraler Natur sein. In der Perversion, unter Alkoholeinfluß oder unter bestimmten Bedingungen, z. B. im Krieg, kommen die bei den erektionsgestörten Männern gehemmten Triebregungen oft völlig ungehemmt zum Durchbruch.
Wir wagen sogar zu behaupten, daß jene Männer, die z. B. im Krieg zu den unfaßbarsten Greueltaten fähig sind, im normalen Leben vermutlich unter psychogenen Potenzstörungen leiden. Über Jürgen Bartsch, der vier Knaben schlachtete und mehr als hundert Mordversuche unternahm, schrieb Alice MILLER:

Wenn solche Taten an die Öffentlichkeit kommen, bewirken sie begreiflicherweise eine Welle von Empörung, Entrüstung, ja Entsetzen. Zugleich staunt man darüber, wie so eine Grausamkeit überhaupt möglich sei, und dies bei einem Jun-

gen, der freundlich, sympathisch, intelligent und sensibel war und gar keine Züge eines bösen Verbrechers getragen hat (MILLER, 1983).

Immer wieder berichten die Medien darüber, daß die grausamsten Triebtäter im Alltag die längste Zeit unauffällig, ja sogar schüchtern und gehemmt wirkten.
Eine Hemmung kann sich auch als übermäßig stark ausgeprägte Ablehnung gegenüber bestimmten sexuellen Handlungen äußern. Manchmal tritt sie in der Maske sexueller Unlust auf. Sie kann sogar wirksam sein, ohne daß sie bewußt wird.
Es muß nicht immer das gesamte Gebiet der Sexualität von einer Hemmung betroffen sein. Manchmal sind nur bestimmte Aspekte gehemmt – z. B. nur die Sinnlichkeit, nur die Zärtlichkeit oder nur der Orgasmus.

Der abgewehrte Inzest

Die psychogen verursachte Impotenz ist demnach nichts anderes als eine Abwehrhaltung gegenüber nach wie vor lebendigen sexuellen Triebregungen aus einer frühkindlichen Zeit, in der der Penis noch als gefährliche Waffe phantasiert wurde: Ein nicht funktionierender Penis kann eine Frau auch nicht verletzen. Aber auch unbewußte, unaufgelöste, erotische, inzestuöse Bindungen an frühkindliche Bezugspersonen (Mutter, Schwester etc.) können das sexuelle Begehren eines erwachsenen Mannes hemmen.
Wie leicht inzestuöse Phantasien die Erektion – bei der Frau das Erregungsniveau – beeinträchtigen, können Sie in einem Selbstversuch überprüfen: Denken Sie einmal bei der Selbstbefriedigung oder beim Koitus daran, daß Sie als Mann mit Ihrer Mutter bzw. Sie als Frau mit Ihrem Vater Verkehr haben. Prompt wird sich bei Ihnen Widerwillen,

sexuelle Unlust, ja sogar Ekel einstellen. Das Nachlassen der Erektion oder der Erregungsabfall sind die logische Folge.
Nicht anders geht es einem Mann mit psychogener Impotenz. Nur daß bei ihm die Vorstellung, die zur Erektionsstörung führt, nicht mehr bewußt ist. Die anstößige Phantasie hat häufig, aber nicht immer, einen inzestuösen Charakter. Genausogut können es unbewußte Wünsche sein, die mit der bewußten Einstellung des Mannes zu seiner Partnerin nicht vereinbar sind.
Wenn ein normaler Mann im Unbewußten ein ähnliches Bild vom Geschlechtsverkehr hat wie der amerikanische Soldat, der einer Vietnamesin eine Handgranate einführt (als Äquivalent für den Penis) und diese in ihrem Körper zur Explosion bringt (als Äquivalent für den Orgasmus), wird es allmählich verständlich, warum er den Geschlechtsverkehr durch die Hemmung der Funktion unterbindet.
Es ist daher kein Zufall, daß erektionsgestörte Männer im Alltag alles andere als aggressiv erscheinen. Im Gegenteil: Die meisten sind als Folge der Aggressionshemmung schüchtern, kontaktscheu, zurückgezogen, depressiv und im Bett sogar übervorsichtig und zurückhaltend. Sie müssen ja so sein, denn ein Freisetzen ihrer Impulse hätte oft fatale Konsequenzen.
Die Hemmung wirkt sich natürlich auch auf die sexuellen Phantasien aus. Männer mit psychogener Impotenz tun sich auch in einer Psychotherapie wesentlich schwerer, über ihre Selbstbefriedigungsphantasien zu sprechen als andere. Sie können weniger gut zwischen Phantasie und Realität unterscheiden. Während sexuell potente Männer ihre unterdrückten »perversen« Triebwünsche bei der Selbstbefriedigung problemlos ausleben können oder sie spielerisch ins Vorspiel einbauen, fühlen sich Impotente deswegen häufig schuldig oder schämen sich.
Wir machten in der Behandlung erektionsgestörter Män-

ner die Erfahrung, daß der psychogenen Erektionsstörung oft eine Phase des vorzeitigen Samenergusses vorausgeht. Ein Mann, der beim Geschlechtsverkehr »zu schnell« kommt, entwickelt natürlich die Tendenz, seine Erregung zurückzuhalten, um den Koitus hinauszuziehen. Die Angst vor dem vorzeitigen Samenerguß und vor dem Gefühl, versagt zu haben, und das Bemühen, die Erregung möglichst niedrig zu halten, können letztlich die Erektionsstörung verursachen.

12.
Wenn Männer »zu schnell« sind: Mangelnde Ejakulationskontrolle

Der vorzeitige Samenerguß (lat. Ejaculatio praecox) ist mit Abstand die häufigste Sexualstörung des Mannes. Insgesamt leiden laut IFAT 22,8 % aller Männer unter einer Ejaculatio praecox. Männer mit dieser Störung fühlen sich oft minderwertig. Fast immer sind damit Selbstvorwürfe und Selbstzweifel verbunden. Das ist nicht verwunderlich, denn die Fähigkeit, den Samenerguß zu kontrollieren und zurückzuhalten, gilt heute als Teil der männlichen Potenz.
Das war nicht immer so. Der amerikanische Sexualforscher KINSEY hielt eine Koitusdauer von einer Minute für ausreichend und normal. Er erklärte die vorschnelle sexuelle Reaktion des Mannes mit seiner – angeblichen – biologischen Überlegenheit. Heute jedenfalls gilt der vorzeitige Samenerguß im Sinne einer mangelnden Ejakulationskontrolle als Sexualstörung. Er tritt häufig als Folge einer gestörten Persönlichkeitsentwicklung zusammen mit anderen Symptomen auf. Eine genaue Bestimmung, ab welchem Zeitpunkt der Koitusdauer ein Mann zu früh kommt, ist leider nicht möglich.
Von vorzeitigem Samenerguß dürfte man eigentlich nur dann sprechen, wenn die Entladung kurz vor, während oder kurz nach dem Eindringen erfolgt. Charakteristisch ist, daß die Kontrolle, also das Hinauszögern der Ejakulation, bei der Selbstbefriedigung keine Schwierigkeiten bereitet. Auffallend ist außerdem, daß viele Männer berichten, die Ejakulation erfolge auf einem relativ geringen Erregungsniveau. Das heißt, daß das Ausmaß der Erregung nicht in einem unmittelbaren Zusammenhang mit der verfrüht eintretenden Ejakulation steht.

Das kraftlose Abfließen des Spermas bei der Ejaculatio praecox – der Samenerguß erfolgt meist nicht stoßartig, impulsiv, sondern rinnt im wahrsten Sinne des Wortes aus – veranlaßte den Berliner Psychoanalytiker ABRAHAM schon im Jahre 1917, eine Parallele zwischen dem vorzeitigen Samenerguß und der Harnentleerung herzustellen. Bezeichnenderweise waren Männer, die im Erwachsenenalter unter vorzeitigem Samenerguß leiden, in der Kindheit häufig Bettnässer.

Ihr Frust verstärkt seinen Druck

In der neueren Literatur wird immer wieder darauf hingewiesen, daß das vermutlich entscheidendste Kriterium für einen vorzeitigen Samenerguß die subjektive Bewertung durch beide Partner darstellt. Viele Frauen klagen darüber, da der Partner ausgerechnet dann kommt, wenn sie knapp vor dem Höhepunkt sind – unabhängig davon, wie lange der Geschlechtsverkehr bis dahin gedauert hat. In diesem Fall scheint die ansteigende Erregung der Frau den vorzeitigen Samenerguß des Mannes hervorzurufen.

Frauen, die zunächst Verständnis für die Probleme ihres Partners aufbringen oder die vorzeitige Ejakulation sogar als Ausdruck für sein erhöhtes Begehren auslegen, reagieren bald frustriert, wenn die Störung anhält. Sie werden zunehmend aggressiver und beginnen ihren Partner zu verachten. Dadurch erhöht sich natürlich der sexuelle Leistungsdruck des Mannes, und die bestehende Symptomatik wird dadurch noch verstärkt.

Tritt der vorzeitige Samenerguß nur beim Geschlechtsverkehr mit einer bestimmten Partnerin, nicht aber mit anderen Frauen auf, so kann von einer Sexualstörung natürlich keine Rede sein. Das Symptom dient in diesem Fall der unbewußten Verweigerung des Mannes. Es drückt sich darin die versteckte Ablehnung der Sexualpartnerin aus. Sollte sich diese Ablehnung nicht beseitigen lassen, ist eine Trennung sinnvoll.

Auch der vorzeitige Samenerguß beim ersten Geschlechtsverkehr tritt so häufig auf, daß man dabei noch nicht von einer Sexualstörung sprechen kann. Er läßt sich leicht auf die Aufregung und Unsicherheit des Mannes beim »ersten Mal« zurückführen und gibt sich meist mit zunehmender sexueller Erfahrung.

Eine Sexualstörung im eigentlichen Sinn liegt nur dann vor, wenn der vorzeitige Samenerguß partnerunabhängig ist. Das heißt, daß die Störung nicht nur bei einer, sondern von Anfang an und durchwegs bei allen Frauen auftritt. Wenn es nur bei einer ganz bestimmten Partnerin zum vorzeitigen Erguß kommt, ist dies der Ausdruck einer Beziehungsstörung.

Mangelnde Ejakulationskontrolle kann aber auch an spezifische Situationen gebunden sein – z. B. wenn jederzeit jemand ins Zimmer kommen kann.

In vielen Fällen ist eine partnerunabhängige Ejakulation eine Reaktion auf unbewußte aggressive Wünsche, Besudelungs- und Herabsetzungswünsche. Bewußt tun solche Männer alles, um die Frau beim Verkehr nur ja nicht zu verletzen. Sie sind sogar ausgesprochen sanft und zärtlich. Jede Form von Aggressivität in der Sexualität ist für sie tabu. Tatsächlich aber ist die Störung selbst ein unbewußter aggressiver Akt: Schließlich wird der Frau die sexuelle Befriedigung verwehrt.

13.
Sex ohne Happy-End: Der verzögerte Erguß

Einige Männer (4,9 %) verweigern ihrer Partnerin zwar nicht den Geschlechtsverkehr, aber den damit verbundenen eigenen Orgasmus. In diesem Fall spricht man von einem verzögerten oder ausbleibenden Samenerguß. Nur in seltenen Fällen ist die Ursache dafür eine sexuelle Reizleitungsstörung. Es ist aber trotzdem wichtig, daß mögliche organische Hintergründe zuerst von einem Urologen oder in einer sexualmedizinischen Ambulanz abgeklärt werden.
Häufiger als körperlich verursachte sind seelisch verursachte Ejakulationsstörungen. Männer, die darunter leiden, sind im Alltagsleben häufig noch auf die analsadistische Entwicklungsstufe fixiert. Sie neigen zur Zwanghaftigkeit, sind überordentlich, pedantisch, sehr sparsam und mitunter übertrieben sauber. Sie neigen vermehrt zu hypochondrischen Ängsten. Im Kontakt mit anderen können sie nur schwer ihre Gefühle zeigen. Beim Sex agieren sie zurückhaltend und haben Hemmungen, ihrer Erregung freien Lauf zu lassen. In der Kindheit wurden sie schon sehr früh zur Sauberkeit angehalten. Beim Geschlechtsverkehr neigen solche Männer dazu, ihre Partnerinnen zu kontrollieren und zu beobachten.
In der unbewußten Vorstellungswelt dieser Männer kommt dem Samenerguß oft eine ähnliche Bedeutung zu wie der Stuhl- oder Harnentleerung. Der verzögerte Samenerguß wird in der Tiefenpsychologie daher als eine Abwehr aggressiver Wünsche, die Frau zu besudeln, ausgelegt. Frauen, deren Partner unter dieser Sexualstörung leiden, beklagen tatsächlich häufig die mangelnde Zärtlichkeit, Einfühlungs- und Hingabefähigkeit ihrer Männer. Sie haben

das Gefühl, »gerammelt«, aber nicht geliebt zu werden. Tatsächlich entspricht diese Störung oft einer unbewußten Weigerung des Mannes, sich auf eine Frau einzulassen: Seine Störung unterbindet die Nähe, die mit dem Erreichen des Höhepunktes zwangsläufig entsteht.

14.
Keine Lust auf Sex

Seit etwa drei Jahren zeichnen die Medien das düstere Bild sexueller Lustlosigkeit. Laut IFAT-Studie klagen 28,4 % aller Männer über Lustlosigkeit, vor allem dann, wenn Beziehungen schon länger dauern. In allen unseren Untersuchungen – insgesamt stehen uns mehr als 15.000 ausgewertete Daten zur Verfügung – zeigte sich, daß mangelnde Lust am Sex immer auch mit Leeregefühlen und einer depressiven Grundstimmung verbunden ist.

Wir machen dafür drei Ursachen verantwortlich: Zum einen die wachsende Beziehungslosigkeit als Folge unseres hochtourigen Berufs- und Freizeitstresses. Zum anderen wirken das Überangebot sexueller Reize und eine triviale Sexualisierung des Alltags abstumpfend. Diese Reizüberflutung kann aber auch die Versuchung anregen. Man entwickelt Wünsche und Begierden, die im Rahmen einer Beziehung aus ethnisch-moralischen Gründen nicht gestillt werden können. Dadurch wird die Abwehrreaktion verstärkt, und es kommt zur Lustlosigkeit.

In gleicher Weise, wie die Lust an der genitalen Sexualität sinkt, steigen Magersucht, Bulimie, Alkoholismus und Drogenkonsum. Das ist sicher kein Zufall. Man muß sich nur moderne In-Lokale, Diskotempel mit Laserlicht, Designerdrogen und ohrenbetäubendem Technosound ansehen – und man begreift, daß in dieser Atmosphäre nähere menschliche Begegnungen sehr schwer geworden sind. Sexuelle Kontakte nach einer oder zwei durchgemachten Nächten mit viel Alkohol und Drogen haben einen schalen Beigeschmack.

Frauen und Männer klagen auch darüber, daß die sexuelle Anziehungskraft in längeren Beziehungen nachläßt. In der

Psychologie ist dieses Phänomen unter dem Begriff »Habituation« bekannt. Im engeren Sinn ist damit ein Nachlassen der Reaktionsstärke gemeint, wenn man einem Reiz ununterbrochen ausgesetzt ist. Wenn Sie zum Beispiel einen Raum betreten, in dem eine Uhr laut tickt, werden Sie das Ticken nur kurze Zeit wahrnehmen; schon nach wenigen Minuten werden Sie sich daran gewöhnt haben, und es wird Ihnen nicht mehr auffallen.

Nicht anders geht es Männern und Frauen in einer mehrjährigen Partnerschaft. Der sexuelle Reiz, der vom jeweils anderen ausgeht, stumpft ab. Bald wirkt jede andere Person sexuell anziehender als der eigene Partner oder die eigene Partnerin, mag sie objektiv auch wesentlich unattraktiver sein. Der sexuelle Frust, der dann entsteht, wenn sich Paare trotz der verringerten Anziehungskraft die Treue halten, kann in der Partnerschaft leicht zu Spannungen und aggressiver Gereiztheit führen.

Auch wenn die meisten Paare es nicht wahrhaben wollen: Es ist völlig normal, daß die Leidenschaft in einer länger dauernden Partnerschaft schwindet. Und was noch schlimmer ist, es gibt kaum etwas, was man dagegen tun kann. Nach vielen gemeinsamen Jahren verflüchtigt sich natürlich der Reiz des Neuen. Blicke, Gesten und Berührungen, die gestern noch die Erregung hochschnellen ließen, sind heute schon Alltagsroutine. Kein Wunder also, daß mangelnde Abwechslung und Langeweile im Bett zu den häufigsten Trennungsursachen zählen.

Wie die IFAT-Studie zeigt, fällt es vor allem Männern schwer, Treue und sexuelle Lust auf einen gemeinsamen Nenner zu bringen. Während manche Frau den Sex erst dann so richtig genießt, wenn sich in der Beziehung Nähe und Sicherheit eingestellt haben, beeinträchtigen diese Empfindungen das sexuelle Erleben des Mannes mitunter sehr stark. Kaum wird eine Partnerschaft stabiler und familiärer, stellt sich vor allem bei mutterfixierten Männern oft eine ausgeprägte sexuelle Unlust ein. Je vertrauter und inniger das Verhältnis zur Partnerin ist, desto größer ist gleichzeitig das sexuelle Desinteresse. Der langjährigen Gefährtin, die bald als »Mama« tituliert wird, bringt er nur zärtliche, asexuelle Gefühle entgegen. Nur fremde Frauen, die er in den meisten Fällen zwar begehrt, aber nicht liebt, rufen bei ihm sexuelle Erregung hervor. Wir stoßen hier auf die schon bekannte Spaltung des Frauenbildes, in die verehrte »Madonna« und in die begehrte »Dirne«.

Nur Männer, die im Erwachsenenalter in der Lage sind, der Mutter ihrer Kindheit wieder ihre Sexualität »zurückzugeben«, werden auch in einer langjährigen Beziehung die Partnerin als Frau sehen und begehren können. Es hilft oft, sich die Jugendfotos der Mutter anzusehen, die sie als lebenslustige und begehrenswerte Frau zeigen und als Sexualobjekt vorstellbar machen. Könnten Sie sich in diese junge Frau verlieben, wenn Sie ihr heute auf der Straße begegnen würden? Sobald Ihnen dieses gedankliche Kunststück gelungen ist, sind Sie der Inzestfalle entronnen.

Es ist in längeren Partnerschaften auch sinnvoll, ein Zuviel an Nähe zu vermeiden. Symbiotische Partnerschaften ersticken zwangsläufig das sexuelle Begehren bei Mann und Frau. Oft ist es in solchen Beziehungen notwendig, daß die Partner ein wenig auf Distanz gehen, neue Wege im Zusammenleben beschreiten und sich selbst verändern, um einander wieder neu entdecken zu können.

15.
Technik für die Liebe – was medizinische Hilfen bringen

Wenn es im Bett nicht klappt, ist ein Besuch bei einem Urologen fällig. Er wird mit Hilfe verschiedener Durchblutungstests und anderer Untersuchungsmethoden die Art der Störung feststellen. Vermutet der Arzt eine psychische Ursache, ist der Psychologe oder Therapeut am Zug. Psychologische Hilfe sollte auch bei Erwartungsängsten in Anspruch genommen werden. Unabhängig davon wird der Arzt als Diagnosemittel eine sogenannte »SKAT-Injektion« geben. Nehmen wir an, Sie haben wegen Gefäßerkrankungen (Arteriosklerose, Bluthochdruck, hohe Cholesterinwerte) Probleme. Was dann? SKAT (z. B. mit Prostaglandin E1) oder mechanische Hilfsmittel können helfen. In den USA gehören sie zu den verbreitetsten und erprobtesten Behandlungsmethoden. – Wie funktioniert dieses Mittel?

Die SKAT-Methode

Die SKAT-Methode (SKAT: Schwellkörper-Autoinjektionstherapie) entwickelte sich aus der Erkenntnis, daß die Injektion gefäßaktiver Substanzen in die Peniswurzel eine Erektion auslöst. Ursprünglich wurde dazu vorwiegend Papaverin eingesetzt. Heute wird vor allem Prostaglandin E1 – dieser Wirkstoff kommt auch als natürliches Hormon im Samen zeugungsfähiger Männer vor – verwendet. Anfänglich wurde die SKAT-Methode in der Diagnose angewendet: Führt die Verabreichung von Prostaglandin E1 als gefäßaktive Substanz nicht zu einer Erektion, ist eine venöse Durchblutungsstörung anzunehmen. Inzwischen ist das anfängliche Diagnostikum als Therapeutikum weit verbreitet.

Für wen kommt die SKAT-Methode in Frage?
Für alle erektionsgestörten Männer, mit Ausnahme jener, die ein sogenanntes »venöses Leck« haben.

Wirkt die SKAT-Injektion also auch bei psychisch verursachten Potenzstörungen?
Ja, auch in diesem Fall sind die Ergebnisse positiv. Es hat sich herausgestellt, daß das klaglose Funktionieren durch die Anwendung von SKAT einen eventuellen Angstkreislauf durchbrechen kann. Der Selbstverstärkungsmechanismus der Erektionsstörung wird durch die Injektion beendet. Die erlebte Sicherheit ermöglicht dann auch wieder spontane Erektionen. Das Ziel der Behandlung ist, die Dosierung schrittweise zu vermindern, während sich parallel dazu die sexuelle Sicherheit des Mannes erhöht.

Ist es gleichgültig, ob eine Erektionsstörung psychisch oder organisch bedingt ist?
Nein, denn durch die Beseitigung der Symptomatik werden oft jene Konflikte sichtbar, die überhaupt zur Potenzstörung führten. Es empfiehlt sich also, die SKAT-Behandlung bei psychogen bedingter Impotenz nur mit therapeutischer Begleitung durchzuführen.

Wann ist die SKAT-Methode nicht empfehlenswert?
Bei Herzrhythmusstörungen, schwerer kardio-pulmonaler Insuffizienz, schwerer Niereninsuffizienz und Leberzirrhose.

Welche Nebenwirkungen gibt es?
Die wichtigste Komplikation ist eine Dauererektion (Priapismus). Wenn die Erektion länger als sechs Stunden anhält, wird sie schmerzhaft und kann unter Umständen zu einer Schädigung des Schwellkörpers führen. SKAT-Anwender sollten wissen, daß er nach vier bis längstens sechs

Stunden Erektionsdauer einen Arzt oder eine Klinik aufsuchen muß. Durch Verabreichung eines Gegenmittels läßt sich die Dauererektion problemlos beseitigen. Außerdem kommt es bei ungeübter Anwendung gelegentlich zu kleinen Blutergüssen.

Wie hoch sind die Kosten der SKAT-Methode?
Pro Anwendung ist – abhängig von der Dosierung – mit ca. öS 200,– bis 300,– (ca. DM/sFr. 30,– bis 45,–) zu rechnen.

Ist jedesmal ein Arztbesuch notwendig?
Nein, nur vor der ersten Anwendung. Der Arzt (in erster Linie Urologe oder geschulter Hausarzt) zeigt, wie die Injektionsnadel bzw. der Autoinjektor zu handhaben ist. Gleichzeitig bestimmt er auch die individuelle Wirkstoffmenge, von der die Dauer der Erektion abhängt.

Sind regelmäßige ärztliche Kontrollen erforderlich?
Wenn Sie mit der festgelegten Dosierung gut zurechtkommen, nicht unbedingt. Sicherheitshalber sollten Sie zweimal jährlich ärztliche Kontrollen durchführen lassen. Auf jeden Fall empfiehlt es sich, zur Untersuchung zu gehen, wenn die Erektion länger als drei Stunden anhält.

Wie wird die Injektion durchgeführt?
Üblicherweise durch eine ultradünne Nadel (0,4 mm), die sich der Mann kurz vor dem geplanten Geschlechtsverkehr verabreicht. Seit einiger Zeit gibt es einen »Autoinjektor«, durch den der Spritzeninhalt automatisch injiziert wird. Die Handhabung und Funktionsweise des Autoinjektors ist wesentlich einfacher und hilft die Angst zu reduzieren.

Verabreicht sich der Mann die Spritze heimlich?
Nicht unbedingt. Es kommt vor, daß auch die Partnerin in

diesen Prozeß mit einbezogen ist. Sie kann dem Mann unterstützend zur Seite stehen oder die Injektion selbst geben. Viele Paare verstehen es, den Gebrauch der Injektion so in das Vorspiel zu integrieren, daß die aktive Beteiligung von der Frau sogar genußvoll erlebt wird. Denken Sie daran, daß Sie mit Humor jeder Situation die Peinlichkeit nehmen und eine entspannte Atmosphäre schaffen können.

Ich habe Angst vor der Spritze. Was soll ich dagegen tun?

Durch die superdünne Nadel wird der Einstich höchstens als »Mückenstich« empfunden. Die meisten Männer haben anfänglich Angst – schließlich assoziiert man mit einer Injektion immer Schmerz oder Krankheit. Denken Sie um! Die Spritze macht es Ihnen möglich, wieder Vertrauen in Ihre sexuelle Funktion zu gewinnen. Gehen Sie die Sache langsam an. Fragen Sie Ihren Arzt nach Informationsmaterial. Manche bieten auch Videos an, in denen alles genau erklärt wird. Lesen Sie Beschreibungen. Sprechen Sie mit dem Arzt. Befassen Sie sich dann mit dem Gerät. Nehmen Sie es ein paarmal zur Hand, bevor Sie einen ersten Übungsstich setzen. Den ersten richtigen Stich wird Ihnen der Arzt geben. Damit ist der Bann gebrochen. Vielleicht gehören Sie zu den Männern, die schon am nächsten Tag mit einer Spontanerektion reagieren. Wenn nicht, machen Sie keine lange Pause zwischen dem ersten und dem zweiten Mal. Nur Mut! Sie werden staunen, wie schnell Sie die Angst überwunden haben und wie leicht Ihnen die SKAT-Methode von der Hand geht.

Wann tritt die Erektion ein und wie lange hält sie?

Die Erektion kommt etwa 8–10 Minuten nach der Injektion zustande. Je nach der Dosierung des Wirkstoffes hält sie zwischen einer halben und mehreren Stunden an.

Ist die Erektion schmerzhaft?
Nein. Eine Studie der Poliklinik Wien zeigte, daß die Männer ihre Erektionen nicht schmerzhaft, sondern durchaus lustvoll erlebten.

Was ist die ideale Erektionsdauer?
Etwa 30 bis 60 Minuten.

Wie oft kann man diese Methode anwenden?
Prinzipiell spricht nichts gegen oftmalige Anwendung, sofern sie nicht unmittelbar nacheinander, also mehrmals an einem Tag, erfolgt. Im allgemeinen wird empfohlen, die SKAT-Methode nicht öfter als dreimal pro Woche anzuwenden.

Ergibt sich durch die Anwendung der SKAT-Methode häufigerer Geschlechtsverkehr?
Ja. Mehr als die Hälfte der Paare (58 %), die an der Studie der Poliklinik teilnahmen, berichten über einen häufigeren Geschlechtsverkehr.

Ist gegen eine Langzeitbehandlung etwas einzuwenden?
Nein, nicht wenn regelmäßige ärztliche Kontrollen durchgeführt werden.

Ist der Orgasmus nach der SKAT-Injektion anders?
Nein. Die Männer erleben den Orgasmus genauso oft und genauso intensiv wie früher.

Was passiert nach der Ejakulation?
Nach der Ejakulation bleibt die Erektion entsprechend der Wirkstoffmenge aufrecht, so daß der Koitus wiederholt werden kann, sofern das Bedürfnis danach besteht.

Die Vakuumpumpe

Seit 1974 stellt die Vakuumtherapie eine verläßliche Alternative zu operativen Eingriffen dar. Das Vakuumsystem wird vom Arzt nicht verschrieben, wenn der Verdacht auf Krebs, Rückenmarks- oder Penistumore und auf einige Blutkrankheiten besteht.

Wann kann eine Vakuumpumpe verwendet werden?
Vakuumpumpen sind bei venösen, arteriellen und neurogenen Störungen einsetzbar. Besonders geeignet ist die Vakuumpumpe, wenn ein »venöses Leck« diagnostiziert wurde.

Wie funktioniert das System?
Mit Hilfe eines Zylinders, den Sie über den Penis stülpen, wird mit einer Handpumpe Unterdruck (Vakuum) erzeugt. Durch dieses Vakuum strömt Blut in den Penis. Wenn das Glied seine maximale Größe erreicht hat, wird ein Ring vom Zylinderende auf die Peniswurzel geschoben. Der elastische Ring verhindert das Abfließen des Blutes. Damit ist die notwendige Steifheit des Gliedes für einen Verkehr gesichert.
Fällt die Ejakulation mit dem Ring schwer, kann eine andere Größe (es gibt vier verschiedene Maße) ausprobiert werden. Es gibt Männer, die sogar zwei Ringe anlegen, um die rückflußhemmende Wirkung zu verstärken.

Wie lange kann die Steifheit erhalten werden?
Die Erektion kann leicht bis zu dreißig Minuten erhalten bleiben. Länger sollte der Penisring nicht belassen werden, da sonst die Blutabsperrung Schwierigkeiten bereiten kann.

Gibt es Nebenwirkungen?
Als kleine, aber völlig harmlose Nebenerscheinung kann es

durch das Vakuum zu punktförmigen Hautblutungen kommen. Bei starker Schambehaarung kann der Ring ziepen. Härchen abschneiden!

Was sind die Vorteile der Vakuumpumpe?
Rund 90 % der Männer gelingt die Penetration. Der Penis erigiert innerhalb von zweieinhalb Minuten und wird sogar dicker als normal. Es handelt sich um eine einmalige Anschaffung, die weitere Arztbesuche nicht mehr notwendig macht.

Wie oft kann die Methode angewandt werden?
Beliebig oft. Da es sich um eine externe Therapie handelt, die nicht in den Körper eingreift, können Sie sogar mehrmals täglich davon Gebrauch machen.

Was kostet die Anschaffung eines solchen Gerätes?
Das Gerät kostet ca. öS 8.000,– (DM/sFr. 1.000,–). Es ist übrigens nicht sinnvoll, bei dieser Anschaffung zu sparen und billigere Geräte in einem Sexshop zu kaufen.

Operationen müssen gut überlegt sein

Bei einer venösen Abflußstörung (»venöses Leck«) kann manchmal eine Operation helfen. Auch ein Penisimplantat ist inzwischen bei dieser und anderen Störungen möglich. Es gibt biegsame Stäbe oder hydraulische Implantate, die durch eine Pumpe im Hodensack aufgefüllt werden. Da es sich um einen großen Eingriff handelt, muß er gut überlegt sein. Umso mehr, als durch die Operation irreversible Schäden am Schwellkörpergewebe entstehen. Eine Operation sollte immer erst als letzte aller Möglichkeiten in Erwägung gezogen werden.

Auch hier gilt: Das offene Gespräch ist die Basis aller Hilfsmaßnahmen, die einen Mann wieder fit machen sollen. Ängste und Vorbehalte, die nicht ausgesprochen werden, beeinträchtigen das seelische und körperliche Wohlbefinden und die Lustempfindungen.

In letzter Zeit machten Operationstechniken von sich reden, die eine Penisverlängerung versprechen. Wir wissen aus Erfahrung, daß Männer mit Potenzproblemen in ihrer Not auch an eine solche »Lösung« denken. Tun Sie das nicht! Abgesehen davon, daß es sich auch bei dieser Operation um einen schweren Eingriff handelt, sind die bisherigen Ergebnisse weder optisch noch funktional zufriedenstellend.

Eine Penisverlängerung sollten Sie nur dann in Erwägung ziehen, wenn bei Ihnen tatsächlich eine unterdurchschnittliche Penisgröße diagnostiziert wurde. Andernfalls täten Sie gut daran, Ihre spezielle Potenzproblematik in angemessener Form zu lösen, also eine ärztlich empfohlene Behandlung und/oder eine Psychotherapie durchzuführen.

Was Sie von Aphrodisiaka und anderen »Wundermitteln« erwarten dürfen

Potenzprobleme sind für nahezu alle Männer eine Last, die sich negativ auf ihre Lebensqualität auswirkt. Kein Wunder also, daß viele Männer auch auf untaugliche Mittel setzen. Mit diesen Zaubermitteln und dem seelischen Druck der Männer machen unseriöse Versandhandelsfirmen und Sexshops Profit. Bleiben Sie kritisch! Effektiv wirkende Mittel sind ohne ärztliche Verschreibung nicht erhältlich, andere helfen nur einem – dem Hersteller.

Wundersalben, die das schlaffe Glied stärken sollen, oder exotische Mixturen, die neue Liebeskraft versprechen, sind durchwegs Hokuspokus. Bis dato ist es noch nie gelungen, die angemessene potenzsteigernde Wirkung wissenschaftlich nachzuweisen. Sollte es in dem einen oder anderen Fall dennoch zu Erfolgserlebnissen gekommen sein, ist eine Placebowirkung anzunehmen: Auch Einbildungskraft ist eine Kraft!

In letzter Zeit wird das wohl bekannteste Aphrodisiakum, das Yohimbin – ein Extrakt aus der Rinde des Yohimbinbaumes –, auch von Ärzten in Verbindung mit anderen Mitteln eingesetzt. Manchmal wird Yohimbin mit männlichen Hormonen, gegebenenfalls mit einem Antidepressivum und/oder Vitamin E kombiniert (sprechen Sie Ihren Arzt daraufhin an). Die bisherigen Ergebnisse zeigen, daß Männer – je nach körperlicher und psychischer Konstitution – sehr unterschiedlich darauf reagieren.

Es ist kein Geheimnis, daß Männer und Frauen immer wieder versuchen, mit Hilfe von stimulierenden Drogen ihre Lust und Potenz zu steigern. Die Risiken stehen in keinem Verhältnis zum Nutzen. Der sexuelle Lustgewinn kann die Gefahr einer psychosozialen Entgleisung und die körperlichen Schäden als Folgen einer Sucht nie aufwiegen.

16.
Was Sie schon immer über den Sex potenzgestörter Männer wissen wollten

Im folgenden fassen wir die Ergebnisse der IFAT-Studie »Österreich intim« aus dem Jahre 1993 zusammen.

Nehmen Potenzstörungen mit dem Alter zu?

Ja. Nur 3 % der 16- bis 25jährigen, aber 12 % der 46- bis 54jährigen und 18 % der 56- bis 65jährigen leiden unter Erektionsstörungen. Der vorzeitige Samenerguß nimmt mit dem Alter eher ab: Während von den 16- bis 25jährigen ein knappes Drittel von diesem Problem betroffen ist, leidet von den 56- bis 65jährigen Männern nur jeder Fünfte darunter.

Sind Männer in einer Paarbeziehung potenter?

Tatsächlich haben Männer in einer festen Partnerschaft weniger Potenzstörungen (6,4 %) als Alleinstehende (11,8 %). Dafür sind sie häufiger mit dem Problem des vorzeitigen Samenergusses konfrontiert. Das erklärt sich aus der Tatsache, daß sich in dieser Gruppe die meisten jungen Männer finden, also Männer, die zwar in einer fixen Partnerschaft leben, aber noch keine Familie gegründet haben. Zu den Alleinstehenden gehören auch Witwer oder Männer nach einer Scheidung.

Macht Geld potent?

Geld macht zwar nicht im direkten Sinn potent, aber es vermittelt dem Mann offensichtlich die nötige Sicherheit, die er braucht, um im Bett zu bestehen. Mit steigendem Einkommen nehmen die Potenzprobleme jedenfalls ab:

68 % der Männer mit einem Einkommen über öS 30.000–, aber nur 59 % der Männer mit einem Einkommen von unter öS 10.000,– erfreuen sich eines störungsfreien Sexuallebens.

Werden aus traurigen Kindern impotente Männer?

Leider ja. Es ist eine Tatsache, daß Männer, die sich in der Kindheit häufig traurig und einsam gefühlt haben, als Erwachsene unter sexuellen Schwierigkeiten leiden. Es ist in diesem Zusammenhang unerheblich, ob sich die spätere Störung als vorzeitiger oder verzögerter Samenerguß bzw. als erektile Dysfunktion zeigt. 49 % der Männer mit einer traurigen Kindheit sind als Erwachsene im sexuellen Bereich gestört.

Was hat kindlicher Trotz mit Impotenz zu tun?

Viel. Jeder vierte Mann mit erektiler Dysfunktion war in der Kindheit übermäßig trotzig. Im Erwachsenenalter scheint sich der Trotz in der sexuellen Verweigerung auszudrücken.

Sind Männer, die sich selbst mögen, bessere Liebhaber?

Auf jeden Fall. Männer mit gesunder Eigenliebe können auch im Bett sowohl besser genießen, als auch geben. 80,6 % dieser Gruppe haben eine hervorragende Potenz. Bei Männern, die sich selbst ablehnen, sieht es nicht so rosig aus: 45,1 % klagen über sexuelle Probleme.

Ist »Mann« nur im Bett impotent?

Nein. Da die sexuelle Störung häufig der Ausdruck eines psychischen Konflikts ist, macht sich dieser auch in anderen Lebensbereichen bemerkbar. Daher tritt auch bezüglich allgemeiner Leistungsfähigkeit die Angst vor dem Versagen auf. Rund drei Viertel der Männer mit Potenzproblemen leiden gleichzeitig unter Versagensängsten. Es ist auch kein Zufall, daß solche Männer im Leben Rivalitäten vermeiden und Auseinandersetzungen lieber ausweichen (rund 65 %).

Heißt »zu schnell« im Alltag »zu schnell« beim Sex?

Ja. Männer, die im Alltag schnell unterwegs sind, kommen auch im Bett schneller. 55 % der Männer mit vorzeitigem Samenerguß lieben es, schnell Auto zu fahren.

Hängt nicht nur der Kopf, sondern auch das Glied?

Ja. Vor allem Männer mit erektiler Dysfunktion fühlen sich häufig bedrückt und niedergeschlagen (48 % im Gegensatz zu nur 22 % bei den Gesunden).

Schadet Anspannung der Liebeskraft?

Ja. Angespannte Männer leiden häufiger unter Sexproblemen. Wer psychisch unter Druck steht, steht auch im Bett unter Druck. Männer mit vorzeitigem Samenerguß (54 %) sind davon am stärksten betroffen.

Ist Angst ein Liebestöter?

Angst und Lust lassen sich nur schwer vereinbaren. Jeder vierte Mann mit Erektionsstörungen leidet auch gleichzeitig unter Angstzuständen.

Ist »Thrill« potenzfördernd?

Keinesfalls. Das trifft höchstens auf potente Männer zu. Männer mit Potenzstörungen reagieren auf »gefährliche« äußere Bedingungen mit einer Verstärkung des Symptoms (28 %). Auch die Rivalität kann eine tote Hose nicht mehr beleben. Nur jeder fünfte potenzgestörte Mann (jeder vierte bei der Vergleichsgruppe) fühlt sich sexuell stimuliert, wenn seine Partnerin von einem anderen Mann begehrt wird.

Ist guter Schlaf ein Zeichen für guten Sex?
Ja. Mehr als 30 % der Männer mit erektiler Dysfunktion oder verzögertem Samenerguß leiden unter schweren Einschlaf- oder Durchschlafstörungen. Von den Männern mit störungsfreier Sexualität ist das nur bei 12 % der Fall.

Gehören Langeweile und Sexprobleme zusammen?
Natürlich. Vor allem bei Männern mit erektiler Dysfunktion herrscht gähnende Langeweile im Bett. Das trifft auf mehr als die Hälfte dieser Gruppe zu. Im Gegensatz dazu klagen nur 21 % der Männer mit störungsfreier Sexualität über ein monotones Sexualleben.

Gehen Männer mit Sexualstörungen weniger oft fremd?
Es liegt eigentlich auf der Hand, daß Männer ohne sexuelle Probleme häufiger fremdgehen als andere (40,2 %). Am treuesten sind Männer mit vorzeitigem Samenerguß (36 %).

Sind potenzgestörte Männer eifersüchtiger?
Ja, sie fühlen sich durch andere leicht bedroht. Sie sind daher deutlich eifersüchtiger als Männer ohne Potenzprobleme. Zu den eifersüchtigsten gehören die Männer mit vorzeitigem Samenerguß und Erektionsstörungen (rund 60 %). Von den potenten Männern sind nur 47 % eifersüchtig.

Neigen potenzgestörte Männer zu Gewalt gegen Frauen?
Ja. Sie neigen häufiger dazu, ihre Partnerinnen zu schlagen (13,5 %). Potente Männer werden wesentlich seltener handgreiflich (4,8 %).

17.
Was es über Partnerinnen potenzgestörter Männer zu wissen gibt

Was verrät die Persönlichkeit der Frau über die Störung des Mannes?

Partnerinnen von Männern mit vorzeitigem Samenerguß sind häufiger infantile, abhängige Persönlichkeiten (56,2 %), Partnerinnen von Männern mit verzögertem Samenerguß häufiger depressive Persönlichkeiten (59 %) und Partnerinnen von Männern mit erektiler Dysfunktion eher zwanghafte Persönlichkeiten (48 %). Während 56,2 % der Frauen mit potenten Partnern hohe Lebenszufriedenheit angeben, ist dies bei Frauen, deren Partner sexuelle Störungen haben, nur mehr zu 28 % der Fall.

Haben die Partnerinnen Selbstvertrauen?

Nein. Im Alltag legen die Frauen von sexualgestörten Männern nur wenig Selbstvertrauen an den Tag. Rund jede fünfte fühlt sich im zwischenmenschlichen Kontakt unsicher, traut sich wenig zu, spricht leise und vermeidet den Augenkontakt.

Können Frauen einen Mann in seiner Lust hemmen?

Ja. Vor allem zwanghaft depressive Frauen erhöhen bei Männern die Tendenz, sich wegen ihrer sexuellen Wünsche und Phantasien schuldig zu fühlen. Vor allem dann, wenn der Mann unter verzögertem Samenerguß leidet, scheint sich die Persönlichkeit seiner Partnerin verstärkend auf die Symptomatik auszuwirken.

Haben Frauen potenzgestörter Männer selbst Probleme mit dem Sex?

Ja. Nahezu jede zweite gibt an, Schwierigkeiten zu haben, zum Orgasmus zu gelangen. Aufgrund dieser hohen Zahl ist es naheliegend, daß die Störung partnerabhängig ist und beim Geschlechtsverkehr mit einem anderen Mann nicht mehr auftritt.

Wenn die Worte fehlen, fehlt dann auch der Sex?

Ja. Paare, deren Kommunikation im Bett gestört ist, haben einander auch sonst nicht mehr viel zu sagen. Sie sprechen weniger miteinander als Paare, bei denen es im Bett klappt.

Wirkt Streit potenzmindernd?

Paare, bei denen es mit dem Sex nicht mehr funktioniert, haben häufiger Streit. 34,3 % der Partnerinnen von Männern mit erektiler Impotenz und 33,8 % der Partnerinnen von Männern mit vorzeitigem Samenerguß geben an, daß es in ihrer Beziehung häufig kracht. Von den Männern mit verzögertem Samenerguß sagen immerhin noch 26,3 %, daß sie oft Auseinandersetzungen haben. Im Vergleich dazu kommt es bei Frauen mit erfülltem Sexualleben nur bei 17,1 % der Fälle zu Streit.

Haben Frauen potenzgestörter Männer Freude am Verführen?

Ja. 47,4 % lieben es, Männer zu verführen, ohne diese zum Ziel kommen zu lassen. Bei Frauen, deren Männer potent sind, tun das nur 38,5 %.

Gehen Frauen potenzgestörter Männer häufiger fremd?

Es liegt in der Natur der Sache, daß unbefriedigte Frauen mehr zu Seitensprüngen neigen als befriedigte. 63,2 % der Partnerinnen von Männern mit vorzeitigem Samenerguß oder Erektionsstörungen haben ihren Mann schon einmal betrogen. Dagegen geht bei potenten Männern nur jede zweite Frau fremd.

Sind Frauen eifersüchtiger?

Frauen von Männern mit erektiler Impotenz neigen kaum zur Eifersucht (knapp 30,5 %); vermutlich weil sie davon ausgehen, daß ihr Mann auch bei einer anderen Partnerin impotent wäre. Am eifersüchtigsten sind Frauen, deren Männer unter vorzeitigem Samenerguß leiden (51,1 %).

Tendieren mißbrauchte Frauen zu potenzgestörten Männern?

Ja. Vor allem die Partnerinnen von Männern mit verzögertem Samenerguß wurden vor ihrem 14. Lebensjahr sexuell mißbraucht (28,6 %). Bei den Partnerinnen von impotenten Männern trifft das auf 18,2 % und bei Partnerinnen von Männern mit vorzeitigem Samenerguß auf 15,7 % zu. Im Vergleich dazu wurden nur 11,5 % der Partnerinnen von potenten Männern in ihrer Kindheit sexuell mißbraucht.

Ist Küssen ein Gradmesser der Potenz?

Ja. Mehr noch als beim Geschlechtsverkehr drücken sich Störungen in der Sexualität beim Küssen aus. 75,3 % der sexuell zufriedenen Frauen geben an, daß ihr Partner genauso gerne küßt wie sie. Bei Frauen von Männern mit erektiler Dysfunktion sind es nur mehr 42,1 % (vorzeitiger Samenerguß 51,8 %, verzögerter Samenerguß 48,7 %).

Ist Selbstbefriedigung für Frauen gestörter Männer wichtiger?

Ja. Sexuell unbefriedigte Frauen masturbieren häufiger als andere (mehr als die Hälfte befriedigt sich 5 bis 10 Mal im Monat selbst).

PRAKTISCHER TEIL

1. Was Sie wissen sollten, bevor Sie mit den Übungen beginnen

Mit Hilfe von Übungen kann der Teufelskreis der Angst durchbrochen und falsches Verhalten überwunden werden. Die Idee, bei sexuellen Funktionsstörungen spezielle Übungen einzusetzen, beruht vorwiegend auf den Arbeiten von MASTERS & JOHNSON (1970, 1973). Dieser Ansatz wurde von ARENTEWICZ & SCHMIDT (1993), von KAPLAN (1981) und von ZILBERGELD (1978) weiterentwickelt.

Eine vorerst einmalige Störung kann – nicht zuletzt aufgrund der ängstlichen Selbstbeobachtung – chronisch werden. Sexuelles Handeln ohne Leistungszwang ist dann nicht mehr möglich. Abgesehen vom Auflösen des Angstkreislaufes beruht das Prinzip der meisten Übungen auf der lerntheoretischen Erkenntnis, daß jedes Verhalten – auch das sexuelle – erlernt ist. Also kann auch ein ungünstiges, »falsches« Verhalten wieder verlernt und durch richtiges Verhalten ersetzt werden.

Es ist uns bewußt, daß bei sexuellen Funktionsstörungen psychodynamische Aspekte, also Probleme in der Partnerschaft oder Probleme in der Person des Betroffenen selbst, bedeutend sind. Wie bedeutend sie sind, haben wir im ersten Teil dieses Buches aufgezeigt.

Die psychischen Ursachen einer sexuellen Problematik können so tiefliegend und massiv sein, daß Übungen ohne therapeutische Hilfe keine oder keine ausreichende Behebung der Störung bringen. Aber zum Glück steht nicht hinter allen sexuellen Funktionsstörungen ein so gravierendes primäres Problem, daß eine Therapie unter allen Umständen notwendig wäre.

Wir gingen bei der Auswahl der Übungen davon aus, daß

es beim vorzeitigen Samenerguß und bei der erektilen Dysfunktion in manchen Fällen genügt, vor allem

- den verhängnisvollen Kreislauf der Erwartungsangst zu durchbrechen,
- die Selbstbeobachtung auszuschalten,
- Informations- oder Wissenslücken zu schließen,
- die Genußfähigkeit zu wecken bzw. zu stärken und
- ohne Leistungszwang sexuell handeln zu können.

Obwohl wir den Selbstheilungskräften vertrauen, mit deren Hilfe oft ohne therapeutischen Beistand eine sexuelle Funktionsstörung und eine Partnerschaftsinstabilität überwunden werden kann, sollten Sie professionelle Beratung in Anspruch nehmen, wenn Konflikte, Ängste und Partnerschaftsprobleme die Übungen erschweren oder unmöglich machen.

Warten Sie nicht zu lange ab. Je länger eine Störung besteht, desto schwieriger ist es, sie zu beheben. Es gibt eine Reihe von Beratungsstellen, die gratis Information und Hilfe anbieten. Kontaktadressen finden Sie im Anhang.

Falls Sie sich zu einer Therapie entschließen, sollten Sie darauf achten, daß der Therapeut oder die Therapeutin eine anerkannte psychotherapeutische Ausbildung vorweisen kann. Im Rahmen einer Therapie wird dann das Symptom vom ursächlichen Konflikt entkoppelt und dieser therapeutisch bearbeitet. Zusätzlich sind aber auch sexualtherapeutische Übungen vorteilhaft, um die Symptome, die sich durch Selbstbeobachtung und Erwartungsangst verfestigten, zu beseitigen.

Die Übungen des praktischen Teiles können Sie entweder allein oder zu zweit machen. Welche Übungen für welche Problematik am besten geeignet sind, sehen Sie auf einen Blick in der Kurzcharakteristik der jeweiligen Übung. Grundsätzlich sollten Sie, bevor Sie mit den Programmen gegen die einzelnen Störungsbilder anfangen, folgende Übungen bereits kennen und beherrschen:

- Die Kurzentspannung
- Das Mentale Training
- Das PC-Muskel-Training
- Die Körpererfahrung vor dem Spiegel
- Die genußvolle Körpererfahrung
- Die Kommunikationsregeln

Allein oder zu zweit üben?

Sie werden feststellen, daß einige der Übungen ohnedies nur allein durchgeführt werden können. Erfahrungsgemäß macht das keine Probleme. Nur vor der Masturbationsübung scheuen manche Männer zurück. Wenn Sie zu diesen gehören und partout nicht »Hand anlegen« wollen, können Sie die entsprechende Übung zu zweit machen. Vorausgesetzt, Sie haben eine Partnerin. Wenn nicht, lohnt es sich, Vorbehalte zu überwinden und doch allein aktiv zu werden.

Sollten Sie das Glück haben, Übungen zu zweit machen zu können, danken Sie Ihrer Partnerin für ihre Kooperationsbereitschaft. Besprechen Sie mit ihr alles, was Ihnen an Ängsten und Vorbehalten durch den Kopf geht. Diskutieren Sie mit ihr auch jede einzelne Übung. Falls sie gegen die eine oder andere Bedenken hat, lassen Sie es bleiben. Tun Sie nichts gegen den Willen Ihrer Partnerin.

Bei den Partnerübungen kann es auch vorkommen, daß Ihre Gefährtin Ihrem Vorhaben gegenüber ursprünglich positiv eingestellt war, plötzlich jedoch lehnt sie es ab, mitzumachen. Warum? – Die sexuelle Störung eines Mannes kann durchaus im Sinne der Frau sein! So ist zum Beispiel eine sehr unsichere Frau über den vorzeitigen Samenerguß ihres Mannes vielleicht gar nicht so unglücklich: Sie glaubt, daß er durch sein Versagen für eine andere Frau ohnedies nicht interessant sei und sie daher nicht um ihn bangen müsse. In solchen Fällen sind Frauen nur sehr schwer für Partnerübungen zu gewinnen.

Eine andere Form des Widerstandes besteht unter Umständen darin, daß die betreffende Frau die Übungen immer nur dann machen will, wenn der Zeitpunkt absolut ungünstig ist. Oder sie läßt sich nur äußerst gelangweilt, belustigt oder unwillig auf die Übungen ein. Diese »sexuelle Sabotage« (KAPLAN) ist in den meisten Fällen ebensowenig bewußt, wie der »Gewinn«, den die jeweilige Frau von der Störung ihres Partners hat.

In solchen Fällen können Sie natürlich die Übungen allein machen. Wir raten Ihnen jedoch, fachliche Hilfe in Anspruch zu nehmen, um den Paarkonflikt aufzuspüren, der hinter dieser Situation steckt.

Egal ob es sich um Übungen allein oder zu zweit handelt – nehmen Sie sich bitte immer ausreichend Zeit dafür.

2.
Phantasien: Das Lustspiel im Kopf

Sex beginnt im Kopf: Es sind nicht die langen Beine einer Frau, die Sie erregen, sondern Ihre Phantasien dazu.
Vielleicht sagen Sie jetzt: »Ich habe aber gar keine Phantasien«. Irrtum. Sie glauben nur, keine Phantasien zu haben. Tatsächlich hemmen Sie Ihre Phantasien. FREUD sagte, daß Phantasien eine Fortsetzung des kindlichen Spieles seien. Kleine Kinder können noch völlig unbefangen »so tun als ob«. Erwachsenen gelingt das oft nicht mehr so leicht. Viele empfinden ihre Phantasien als abartig, gefährlich oder zumindest als unangemessen. Darf ein Mann beim Anblick einer eleganten, fremden Frau mit großen Brüsten daran denken, wie er sein Gesicht dazwischen bettet? Darf eine Frau die Vorstellung genießen, daß sie mit diesem unbekannten Mann wortlos ins Bett geht? Solche Lustspiele verbietet unsere Kultur. Also werden Phantasien unterdrückt. Mit der Verbannung der Phantasien wird meist auch die dazugehörige Lust gehemmt. Schade.
Phantasien haben Aufgaben, nämlich ehrgeizige oder erotische Wünsche zu befriedigen. Was in Ihrer Phantasie passiert, ist frei von realen, äußeren Zwängen – nichts ist unmöglich. Um ihrer lusterfüllenden Aufgabe gerecht zu werden, tricksen Phantasien sogar das Gewissen aus. Zum Beispiel werden Frauen mit einer besonders strengen Sexualmoral oft durch Phantasien erregt, in denen sie gegen ihren Willen »genommen« werden. Das Gewissen ist durch dieses Szenario beschwichtigt: Wenn sie gegen ihren Willen genommen wird, ist sie für all das schrecklich Geile, das da geschieht, nicht verantwortlich. Es kommt noch dicker: Der Kern unbewußter und bewußter Phantasien ist

die Vorwegnahme einer sexuellen Befriedigung. Der Empfindung »Das gefällt mir« liegt also immer die mehr oder weniger bewußte, sexuelle Verheißung »Das tut gut« zugrunde.

Der Stoff, aus dem sich Ihre Phantasien zusammenfügen, stammt aus zufälligen Erlebnissen und aus Ihrer frühen Kindheit. Pipi machen, Klapse auf den Po, passives Verwöhntwerden, alles kann Humus für erotische Phantasien sein. Unsere Kindheit ist voll Material für spätere Lust-Spiele im Kopf! Die verschlossene Tür zum Elternschlafzimmer regt zu Phantasien übers Zuschauen an. Das kleine Mädchen, das den großen Bruder beim Masturbieren im Badezimmer beobachtet, wird als erwachsene Frau von der Vorstellung erregt, wie sich ein Mann selbst befriedigt.

Versuchen Sie doch einmal, mit Hilfe von Erinnerungen an Kinderspiele, Filme, Texte, Erlebnisse oder flüchtige Alltagseindrücke mit Ihren Phantasien in Kontakt zu kommen. Wenn Ihnen das gelingt, werden Sie sofort ein Anfluten Ihrer Erregung spüren. Lassen Sie Ihre Gefühle zu! Im Traumland der Lust gelten keine Gesetze. Mit einem Lust-Spiel im Kopf betrügen Sie nicht Ihre(n) Liebste(n) und Sie übertreten kein Gesetz. Gedanken sind frei. Sie können nichts verlieren, nur gewinnen – mehr Abenteuer, mehr Lust und mehr Befriedigung.

3.
Die Basisübungen

Die Basisübungen sind die Voraussetzung, daß Sie mit den Übungsprogrammen maximalen Erfolg erzielen.

Entspannung ist wichtig

Streß, Reizüberflutung – es gibt viele Gründe, »angespannt« zu sein. Zwar ist eine gewisse »Grundspannung« notwendig, damit man überhaupt agieren kann, aber manchen Menschen genügen schon kleine Stressoren, wie zum Beispiel Ärger im Büro, und das Spannungsniveau steigt rapide an. Oft merken Sie selbst nicht, wie angespannt Sie tatsächlich sind. Erst wenn Sie in sich hineinhorchen und sich auf Ihre einzelnen Körperteile konzentrieren, entdecken Sie das hohe Ausmaß Ihrer Anspannung.

Für störungsfreien, lustvollen Sex hat der Anspannungsgrad große Bedeutung: Wenn Ihre Anspannung über den normalen Grad hinausgeht, öffnen Sie allen Formen der Sexualstörungen Tür und Tor. Ihr verkrampfter Körper verhindert das Durchfluten der Erregung und reduziert die Empfindungsfähigkeit Ihres Unterleibes. Die Gedanken, die mit Anspannung zwangsläufig verbunden sind, verhindern den Lustaufbau, da Sie wohltuende Empfindungen gar nicht wahrnehmen.

Es gibt viele Formen von Entspannungstechniken, darunter Yoga, Autogenes Training oder die »Progressive Muskelentspannung nach Jacobson«. Alle diese bewährten Entspannungsmethoden sind – konsequentes Training vorausgesetzt – erfolgreich. Wunderbar, wenn Sie bereits eine Entspannungsmethode praktizieren. Wenn nicht, sollten Sie unter allen Umständen eine erlernen und regelmäßig an-

wenden. Sie machen sich damit die folgenden Übungen von vornherein einfacher und sichern sich deren Erfolg.
Da wir in unseren psychologischen Praxen die Erfahrung machten, daß nur die wenigsten Menschen die Geduld und die Zeit für differenzierte Entspannungsübungen aufbringen, empfehlen wir Ihnen hier eine Übung, die nicht länger als 20 Sekunden dauert, die überall gemacht werden kann und die sehr effektiv ist.

Basisübung 1: Die Kurzentspannung nach Jacobson

Bei der modifizierten Entspannung nach JACOBSON handelt es sich um eine einfache, schnell zu erlernende Technik, die einen nur minimalen Zeitaufwand erfordert. Sie sollten sie nach Möglichkeit dreimal täglich durchführen, bis Sie die Übung wirklich gut beherrschen. Die Kurzentspannung sollte vor jeder Übung durchgeführt werden. Auch vor dem Mentalen Training ist die Kurzentspannung wichtig.

So wird's gemacht

Für die modifizierte Form der Jacobson-Muskelentspannung ist es notwendig, daß Sie sich irgendwo bequem hinsetzen. Ziehen Sie die Schuhe aus, lockern Sie enge Kleidungsstücke, Gürtel und Krawatte. Stellen Sie die Füße nebeneinander. Lassen Sie die Beine locker auseinanderfallen. Die Arme liegen neben Ihnen und sind leicht angewinkelt. Die Handrücken liegen nach unten, die Handinnenflächen nach oben.
Schließen Sie die Augen, atmen Sie tief ein und ballen Sie die Hände zu Fäusten. Halten Sie nun den Atem etwa zwei

Sekunden lang an. Atmen Sie dann mit einem lauten Geräusch kräftig aus und öffnen Sie gleichzeitig die Fäuste. Atmen Sie tief ein und aus und entspannen Sie sich. Sagen Sie die Worte »Ruhig … ganz ruhig« … tief atmen … »Ruhig … ganz ruhig …«. Lassen Sie sich in die Entspannung fallen. Ihr Körper soll schlaff und weich werden.

Wenn Sie durch und durch weich und entspannt sind, öffnen Sie die Augen und »holen« Sie sich »zurück«: Strecken Sie sich wie ein Kind nach dem Aufwachen – fertig!

Falls Sie die Kurzentspannung vor dem Einschlafen machen, müssen Sie sich nicht »zurückholen«.

Sie können diese Kurzentspannung mit einer Visualisierung anreichern: Falls Sie sich leichter entspannen, indem Sie sich ein beruhigendes Bild vorstellen – zum Beispiel Regen auf einer Fensterscheibe, ein wogendes Ährenfeld, Meereswellen –, können Sie sich in dieses Bild während der Entspannungsphase hineinversetzen. Gelingt Ihnen das nicht gut, bleiben Sie lieber bei den Worten »ruhig … ganz ruhig …«.

Auch spezielle Rituale helfen, Spannung abzubauen. So ein Ritual kann darin bestehen, daß Sie nach der Arbeit zu Hause ein Bad nehmen und die Kleidung wechseln. Sie können sich ein bestimmtes Getränk mixen und in Ruhe genießen oder eine spezielle Melodie anhören. Lassen Sie Ihrer Phantasie freien Lauf!

Basisübung 2: Den Erfolg im Kopf: Das Mentale Training

Beim Mentalen Training geht es darum, in Gedanken eine positive Lösung Ihrer Problemsituation durchzuspielen. Anfänglich wurde das Mentale Training im Sport eingesetzt, um Ängste und Unsicherheiten auszugleichen. Vor etwa zehn Jahren wurde die Wirksamkeit des Mentalen

Trainings bei sexuellen Funktionsstörungen untersucht und damit eine effektive und sinnvolle Therapie entdeckt (CHRISTMANN, 1987).

Bevor Sie mit dem Mentalen Training beginnen, sollten Sie ein genaues Bild davon haben, wie Sie störungsfrei sexuell erleben und handeln. Wenn Sie zum Beispiel einen vorzeitigen Erguß haben, entwerfen Sie in Gedanken eine Szene, in der Sie Ihre Partnerin anhaltend lieben, bis Sie schließlich den Zeitpunkt Ihrer Ejakulation selbst bestimmen. Oder: Sie haben Schwierigkeiten, eine Erektion aufrecht zu erhalten. In diesem Fall würden Sie vor Ihrem geistigen Auge vielleicht folgende Szene entwickeln:

Sie liegen mit Ihrer Partnerin im Bett. Sie sind beide nackt und streicheln einander. Während Sie ihre Brustspitzen küssen und über ihre Pobacken streicheln, spüren Sie, wie sich Ihr Penis regt. Sie spielen mit dem Schamhaar Ihrer Geliebten, genießen ihren Duft und nehmen die Berührungen Ihrer Hände genußvoll und konzentriert in sich auf. Ihre Partnerin stimuliert Ihren Penis und Sie nehmen wahr, wie gut sich das anfühlt. Während Ihr Schmusen heftiger wird, intensiviert sich auch Ihre Erektion. Ihr Penis ist prall und fest. Sie stimulieren zart ihre Klitoris, spüren, wie sie feucht wird, und dringen dann mit Ihrem erigierten Glied in die Scheide Ihrer Geliebten ein. Sie spüren die Wärme und Feuchtigkeit an Ihrem Glied und beginnen mit sanften Bewegungen. Ihre Lustempfindungen nehmen zu und Ihre Bewegungen werden rhythmischer und drängender. Die Frau in Ihren Armen kommt Ihnen entgegen und nimmt mit offensichtlicher Freude und Genuß Ihren steifen Penis in sich auf. An ihren heftigeren Bewegungen, ihrem Stöhnen und den saugenden Kontraktionen ihrer Scheide merken Sie, daß sie einen Höhepunkt hat. Ihr Glied beginnt zu pulsieren, die Erektion verstärkt sich noch einmal, bis auch Sie sich schließlich in ihr verlieren …

Tips für das Mentale Training

1. Nehmen Sie bitte diesen Visualisierungsentwurf nicht als bindende Anleitung! Lassen Sie Ihrer Phantasie freien Lauf, ganz so, wie es Ihrem individuellen sexuellen Erleben entsprechen würde.
2. Entscheidend ist, daß Sie in Gedanken eine positive Lösung Ihrer sexuellen Problematik entwerfen.
3. Das Mentale Training hilft Ihnen, sich umzuprogrammieren. Normalerweise läuft es leider umgekehrt: Sie sehen vor sich, wie Sie sich redlich bemühen, »Ihren Mann zu stehen«, und letztlich versagen. Was sich in dieser Situation in Ihrem Hirn abspielt, ist eine negative Visualisierung, die zu einem Vermeidungsverhalten führt und damit Ihr Problem fixiert.
4. Beim Mentalen Training geht es nicht darum, sich naive, positive Kommandos zu geben: »Mir macht Sex Spaß.« Derartige Selbstkommentare können oft nicht verhindern, daß man trotzdem einen mißlichen Ausgang vor seinem inneren Auge hat. Noch einmal: Mentales Training bedeutet, daß Sie in Gedanken eine positive Lösung jener Situation entwerfen und durchspielen, in der Sie Probleme oder vor der Sie Angst haben.
5. Abgesehen von dem positiven Bild, das Sie beim Mentalen Training parat haben sollen, wäre noch eine zweite Voraussetzung von Vorteil: Sie sollten vorher immer die Kurzentspannung machen, die wir Ihnen vorgestellt haben. Die Entspannung hilft Ihnen einerseits, leichter in der mentalen Bewältigungsszene aufzugehen, andererseits können Sie das mentale Geschehen leichter verinnerlichen.
6. Das Mentale Training ist ein ideales Probierfeld für all jene, die gerade keine Partner und keine Möglichkeit haben, angstbesetzte sexuelle Verhaltensweisen mit ei-

ner Gefährtin zu üben. Die imaginären Partnerinnen sind liebevoll, einfühlsam, wie maßgeschneidert. Auch das eigene Verhalten ist in der Phantasie ganz und gar ideal.

7. Der Effekt dieser positiven Imagination ist spektakulär: Schon die Vorstellung einer bestimmten Handlung genügt, und es kommt zu einer Veränderung des Muskeltonus und zu einer Aktivierung jener Gehirnwellen, die für diese Tätigkeit gebraucht werden. Damit sind die Voraussetzungen gegeben, daß der in der Phantasie durchlebte, positive Verlauf auch in Wirklichkeit stattfindet.
8. Es nützt nichts, das Mentale Training nur ein einziges Mal zu praktizieren. Idealerweise wird jede praktische Sexübung mit einer entsprechenden mentalen Übung abgeschlossen!

Basisübung 3: Das PC-Muskel-Training

Der Liebesmuskel mit dem Namen »Musculus pubococcygeus« (abgekürzt PC) verläuft sowohl bei Frauen als auch bei Männern vom Schambein bis zum hinteren Steißbein. Die »Intimgymnastik« wurde von dem Gynäkologen Arnold KEGEL Anfang der fünfziger Jahre entwickelt. Ursprünglich waren die Übungen dazu gedacht, Frauen, die unter unwillkürlichem Harnverlust litten, und Frauen nach einer Geburt die Straffung der erschlafften Beckenbodenmuskulatur ohne Operation zu ermöglichen. Aber es dauerte nicht lange und man stellte fest, daß beim Mann jene Muskelpartien gestärkt werden, die für die Ausstoßung der Samenflüssigkeit verantwortlich sind.

Damit Sie wissen, wann Ihr PC-Muskel aktiv ist, stellen Sie sich wie zum Urinieren hin. Tun Sie dann, als würden

Sie den Urinstrahl unterbrechen. Jetzt spüren Sie den PC-Muskel. Wenn Sie das Unterbrechen mehrere Male durchführen, kennen Sie die grundsätzliche Funktion des Liebesmuskels.

- ⇨ Atmen Sie langsam und tief in den Bauch. Stellen Sie sich dabei vor, daß Sie die Luft durch den Penis in Ihren Körper einsaugen. Dann denken Sie an die Ejakulation. Dabei ziehen Sie die Penismuskulatur zusammen, halten sie zwei bis drei Sekunden an und entspannen sie wieder. Tun Sie so, als würden Sie das Ejakulat ausstoßen.
- ⇨ Das Training des PC-Muskels besteht darin, das zwei bis drei Sekunden lange Anspannen von fünfzehn Mal täglich auf fünfzig Mal täglich zu steigern. Innerhalb von vier bis fünf Wochen sollten Sie das schaffen.

Wenn Sie konsequent trainieren, können Sie durch An- und Entspannen des PC-Muskels die Ejakulation hinauszögern. In vielen Fällen verbessert sich auch die Erektion!

Basisübung 4: Die Körpererfahrung vor dem Spiegel

Gehören auch Sie zu den Männern, die nicht gelernt haben, sich passiv auf die Wahrnehmung von Körperempfindungen einzustellen? Glauben Sie mit Ihrem Körper immer etwas tun zu müssen? Vielen Männern ergeht es so. Die Unfähigkeit zu einer genußvollen Körpererfahrung entsteht häufig durch das überspitzte Männlichkeitsideal, daß »Passiv-Sein« gleichbedeutend sei mit »Schwach-Sein« und daß es unmännlich sei, sich von Körperempfindungen »überwältigen« zu lassen. Vergessen Sie diesen Unsinn! Passives Genießen ist kein Zeichen von Schwäche, sondern von Stärke: Nur ein starker, in sich ruhender Mann kann sich von wollüstigen Körpererfahrungen tragen lassen.

Es gibt aber noch einen anderen Grund, warum Sie vielleicht nicht fähig sind, mit Ihrem Körper Lusterfahrungen zu machen: Sie sind phallusverschossen. In der irrigen Annahme, daß nur Ihr göttliches Zepter und sonst gar nichts für Ihre Liebeskraft verantwortlich sei, schenken Sie nur diesem Ihre Aufmerksamkeit.

Männer dieses Schlages erlauben ihrer Partnerin oft nicht, ihren schlaffen Penis zu berühren: ein derartiges Häufchen Elend verdient keine Zuwendung. Kaum erblüht aus den Ruinen wieder Leben, sind sie auf die Erfüllung genitaler Lust aus. Jetzt, da ihr gutes Stück voll erigiert ist, lassen sie sich gerne masturbieren. Noch lieber haben sie Verkehr. Doch abgesehen von diesen genitalen Aktivitäten haben sie wenig »Gespür« für genußvolle, körperliche Empfindungen. Schluß damit!

Entdecken Sie das sinnliche Potential, das in Ihrem Körper steckt und das Ihnen vor allem bei Erektionsstörungen und Lustlosigkeit helfen kann, das Jammertal des sexuellen Frustes zu überwinden.

Bedenken Sie aber, daß die Erektionsstörung auch der Ausdruck einer Verweigerung sein kann. In diesem Fall wirkt der schlaffe Penis als symbolische Abgrenzung. Wird diese »verletzt«, können Aggressionen entstehen, die wiederum unterdrückt werden müssen und so das Potenzproblem verstärken.

⇨ Setzen Sie sich in einem warmen Raum nackt vor einen Spiegel. Betrachten Sie nun in Ruhe Ihren Körper. Wandern Sie mit Ihren Augen vom Kopf über den Hals, über die Schultern, die Arme und den Brustkorb zur Taille. Lassen Sie von hier Ihren Blick über Ihre Hüften, Ihren Po und Ihren Bauch gleiten. Nehmen Sie dann Ihre Beine ins Visier. Zuletzt betrachten Sie eingehend Ihren Penis, Ihre Hoden und die Schambehaarung. Wenn Sie mit einem Körperteil nicht zufrieden sind, betrachten Sie ihn so oft und so lange, bis Sie ihn als einen ganz spezifischen Teil Ihres Körpers akzeptieren können. Manche Männer sind schon nach drei Wiederholungen vertraut mit ihrem Körper, manche brauchen häufigere Konfrontationen.

Unterschätzen Sie nicht die Wirkung dieser Übung: Nur wenn Sie Ihren Körper kennen, sind Sie auch fähig, sich während der sexuellen Aktivität dem körperlichen Geschehen und den Körperempfindungen zu überlassen.
Sobald Sie mit Ihrem Körper wirklich eins sind, können Sie die nächste Übung in Angriff nehmen:

Basisübung 5:
Die genußvolle Körpererfahrung

Falls Ihnen das Sitzen vor dem Spiegel gefallen hat, können Sie diese Position wieder einnehmen. Wenn nicht, machen Sie es sich im Bett bequem. Beginnen Sie dann, Ihre Körperzonen hinsichtlich Ihrer Berührungsempfänglichkeit zu erforschen.
Mögen Sie sanfte, zarte Liebkosungen auf Ihrem Bauch? Finden Sie es angenehm, sich Ihre Brustspitzen zu massieren? Wie empfindsam sind die Innenseiten Ihrer Oberschenkel? Was fühlen Sie, wenn Sie zart Ihre Achselhöhlen berühren? Macht es Ihnen Vergnügen, Ihre Pobacken anzufassen?

⇨ Spielen Sie ausgiebig mit Ihren Körperteilen! Variieren Sie die Berührungen. Fassen Sie sich einmal fester, dann wieder zarter an. Beobachten Sie, wie unterschiedlich Sie auf die verschiedenen Berührungen reagieren.

Wenn Sie diese Körperübung ernsthaft durchführen, werden Sie eine neue, überraschende Erfahrung machen: Ihre Erregung entsteht nicht nur dann, wenn Sie Ihren Penis stimulieren, sondern auch durch andere Körperstimulationen. Wollen Sie auf diese Erweiterung und Intensivierung des Genusses wirklich verzichten?
Wir hoffen es zwar nicht, aber sollten Sie sich unter gar keinen Umständen für die genußvolle Körperwahrnehmung erwärmen können, bleibt Ihnen ein Ersatz, nämlich:

Die sinnliche Dusche

Auch hier geht es darum, Körperbewußtsein zu erlangen und die Körperwahrnehmung zu steigern. Wenn Sie die Übung einige Male machen, wird sich Ihre Haut- und Körpersensibilität gegenüber Berührungen steigern. Die Durchführung ist simpel:

⇨ Sie stehen unter der Dusche und massieren Ihren Körper von oben bis unten mit einer angenehm duftenden Seife oder Ihrem Lieblings-Duschgel. Genießen Sie die Liebkosungen des warmen Wassers und die massierenden Berührungen Ihrer Hände. Werden Sie sich dessen bewußt, wie sich Ihre Finger auf der Haut anfühlen und welche Körperzonen Sie plötzlich bewußt wahrnehmen. Jede Stelle Ihres Körpers kann eine Quelle der Lust sein! Vielleicht ist das Vergnügen, das Sie bei einer sinnlichen Dusche empfinden, Motivation genug, sich doch an die Übung der genußvollen Körpererfahrung zu wagen.

Basisübung 6:
Worte sind nicht bloß Worte

Mit Hilfe von Worten gelangen Gedanken von einem Menschen zum anderen. Mit Hilfe von Wörtern werden Gedanken in Taten umgesetzt. Was man nicht sagen kann, gibt es eigentlich nicht. Das heißt, man muß zumindest ohne Befangenheit sagen können, inwiefern man etwas nicht sagen kann.

Wer von uns weiß nicht, daß gerade das Thema »Sexualität« Befangenheit und Widerstand auslösen kann. Erst recht, wenn man in punkto Kommunikation ohnedies nicht ganz sattelfest ist.

Damit es für Sie nicht unnötig schwierig wird, sexuelle Themen anzuschneiden und Wünsche auszusprechen, sollten Ihnen die folgenden Kommunikationsregeln so selbstverständlich sein wie das Zähneputzen. Auch Ihre Partnerin sollte sich damit befassen. Sie werden beide davon profitieren, und zwar nicht nur in Ihrer Beziehung, sondern auch im Alltag.

Richtiges Zuhören

- ⇨ Richtig zuhören heißt aktiv zuhören. Dieses aktive Zuhören machen Sie deutlich durch Blickkontakt, Nicken und bestätigende Äußerungen wie »Aha«, »Hm«.
- ⇨ Wiederholen Sie mit eigenen Worten, was Sie gehört haben. Wenn zum Beispiel Ihre Partnerin sagt: »Das halte ich für sinnlos«, antworten Sie: »Du versprichst dir also nichts davon?«
- ⇨ Stellen Sie vor allem dann offene Fragen, wenn Ihre Gesprächspartnerin indirekte Wünsche oder Gefühle geäußert hat. Sagt sie: »Irgendwie liegt mir das nicht«, sollten Sie fragen: »Ist es dir peinlich?«

- ⇨ Geben Sie wann immer es sich anbietet positive Rückmeldungen. Zum Beispiel: »Das gefällt mir.«
- ⇨ Verabsäumen Sie es nicht, eigene Gefühle zurückzumelden. Zum Beispiel: »Was du eben gesagt hast, ärgert/kränkt mich.«

Richtiges Sprechen

- ⇨ Verwenden Sie das Wort »ich« und nicht »man«.
- ⇨ Sprechen Sie konkrete Situationen an und vermeiden Sie Verallgemeinerungen wie »immer«, »nie«.
- ⇨ Sprechen Sie auch ein konkretes Verhalten an und unterlassen Sie Äußerungen wie »Das ist wieder einmal typisch«.
- ⇨ Bleiben Sie beim Thema und greifen Sie nicht auf Vorfälle von »damals« oder andere Ereignisse zurück.
- ⇨ Öffnen Sie sich in Form offen ausgesprochener Wünsche und Gefühle, anstatt Vorwürfe oder Anklagen zu äußern.

4.
Die Übungen allein

Da keiner von uns gelernt hat, »Arbeit« in seine Lust zu investieren, könnte es sein, daß Sie sich anfangs bei den Übungen nicht wohl fühlen oder sich komisch vorkommen. Überwinden Sie diese Vorbehalte. Sie haben das Recht, Zeit und Mühe in Ihr Lusterleben zu investieren. Ihr Ziel ist eine befriedigende Sexualität, die ein Teil Ihrer Lebens- und Beziehungsqualität ist.

In eigener Sache: Das Geheimnis der Masturbation

Selbstbefriedigung zu betreiben ist eine Sache, sexuelle Übungen zu machen, eine andere.
Zur Masturbation kommt es meist dann, wenn man sich sexuelle Erleichterung wünscht, aber allein ist. Diese Form, sich mit sich selbst zu befassen, ist einfach: Sie geben einem sexuellen Impuls nach, ohne auf eine Partnerin Rücksicht nehmen zu müssen. Ohne Anstrengung und ohne etwas anderem als Ihrem sexuellen Bedürfnis Aufmerksamkeit schenken zu müssen, können Sie Ihre Lust befriedigen.
Unsere Übungen stehen zwar auch im Dienste Ihrer Lust, aber es sind doch gewisse Anstrengungen und Aufmerksamkeit dazu notwendig: Sie sollen nicht drauflos masturbieren, sondern gewisse Strukturen einhalten und Ziele verfolgen.

»Zu früh« zu kommen ist das Problem vieler Männer. Auch wenn der Samenerguß nicht »vorzeitig«, also schon vor, während oder unmittelbar nach dem Eindringen er-

folgt, ist es für einen Mann sehr belastend, wenn er den Höhepunkt nicht hinauszögern kann. Meist ist dafür nicht nur eine Ursache verantwortlich, sondern mehrere; zum Beispiel die Angewohnheit, die sexuelle Aktivität auf ein schnelles Erreichen des Orgasmus einzuengen. Auch die Hast, mit der Jugendliche ihre ersten Selbstbefriedigungserfahrungen machen, fixiert sich oft als sexuelles Reaktionsmuster.
Vielleicht lächeln Sie jetzt geringschätzig. In Ihrem jahrelangen Bemühen um eine Prolongation des Liebesaktes haben Sie die Selbstbefriedigung davor auch schon ausprobiert. Ein bißchen länger geht es dann vielleicht, aber diese Instrumentalisierung der Lust gefällt Ihnen nicht. Außerdem ist nach einem Orgasmus »Marke Eigenbau« der Liebesakt nicht mehr so genußvoll. Das kann schon sein. Aber bei der folgenden Masturbationsübung geht es nicht darum, sich auf 1-2-3 Erleichterung zu verschaffen. Im Gegenteil:

- Sie sollen lernen, wie sich unter welchen Berührungsbedingungen Lust aufbaut, wie sie abflaut und wieder anschwillt. Diese »Entdeckung der Langsamkeit« wird es Ihnen ermöglichen, auch im Zusammensein mit einer Partnerin mit dem Faktor Zeit umgehen zu können und ihm nicht mehr hilflos ausgeliefert zu sein.

Wenn Sie Ihre sexuellen Stolperer wirklich loswerden wollen, sollten Sie eine erprobte Übung wagen: Das Neuerlernen der Selbstbefriedigung. Erinnern Sie sich noch, wie es bei Ihnen war? Sie waren noch sehr jung und mußten es heimlich tun. Die Vorstellung, dabei erwischt zu werden, war nicht angenehm. Es mußte schnell gehen. Mit roten Ohren und angespanntem Körper verschafften Sie sich blitzartig Erleichterung. Nach diesem sexuellen Muster reagieren Sie vielleicht noch heute. Sie können es verändern, indem Sie Ihre Masturbationstechnik verändern.

Übung 1:
So machen Sie Ihrer Störung Druck – die Preßtechnik gegen vorzeitigen Samenerguß

Voraussetzung: Kurzentspannung, Mentales Training

Die Preßtechnik wurde von MASTERS & JOHNSON unter dem Begriff »Squeeze-Methode« populär gemacht; im deutschen Raum wurde sie als Druck-, Quetsch- oder Preßtechnik bekannt. Diese Methode beruht im Prinzip darauf, daß durch einen bestimmten Griff das Ejakulationsbedürfnis zurückgeht. Ziel ist es, diese Technik in den Geschlechtsverkehr zu integrieren. Geübt wird sie vorerst im Rahmen der Masturbation. Eine andere Möglichkeit besteht jedoch auch darin, die Preßtechnik von der Partnerin anwenden zu lassen.

⇨ Nehmen Sie Ihren Penis in Ihre »Arbeitshand«, also wenn Sie Rechtshänder sind in die Rechte, als Linkshänder in die Linke. Umfassen Sie ihn so, daß Ihr Zeige- und Ihr Mittelfinger an der Oberseite des Peniskopfes liegen, während der Daumen an der Unterseite plaziert ist. Manche Männer mißverstehen die Drucktechnik und versuchen, die Ejakulation zu stoppen, indem sie den Penis von oben, also bei der Harnröhrenöffnung, zudrücken. Das ist falsch! Richtig ist es, bei zurückgezogener Vorhaut den Daumen nach unten, also auf das »Frenulum«, das Bändchen, zu bringen, während Zeige- und Mittelfinger oben, am Penisschaft, liegen. Bei einem anhaltend festen Druck von etwa fünf Sekunden verschwindet der Ejakulationsdrang.

Ein einmaliger Versuch wird Ihnen nicht viel bringen. Probieren Sie die Technik mindestens dreimal aus, und entschließen Sie sich dann, ob Sie die Stop-und-Start-Technik (Übung 11) oder diese Methode bevorzugen. Unserer Erfahrung nach wird die Stop-und-Start-Methode sowohl allein als auch mit Partnerin lieber angewendet.

Übung 2: Die Entdeckung der Langsamkeit – gegen vorzeitigen Samenerguß und mangelnde Ejakulationskontrolle

Voraussetzung: Kurzentspannung, Mentales Training, PC-Muskel-Training, Preßtechnik

Phase 1

Nehmen Sie sich Zeit für die Liebe in eigener Sache. Machen Sie es sich bequem. Am besten, Sie legen sich hin. Streicheln Sie die Innenseiten Ihrer Schenkel, Ihren Bauch und, wenn es Ihnen wohl tut, auch Ihre Brustspitzen. Spielen Sie dann langsam und entspannt an Ihrem Liebesorgan herum. Wohlgemerkt: Herumspielen, nicht heftig auf einen Höhepunkt hinarbeiten. Stimulieren Sie sich nur ganz sachte, ohne die Geschwindigkeit oder den Druck zu erhöhen. Konzentrieren Sie sich nur auf Ihre sinnlichen Empfindungen und nicht darauf, zum Orgasmus zu kommen.
Vielleicht stellen Sie fest, daß mit steigender Erregung auch das dumpfe Gefühl zunimmt, den Sturm der Empfindungen beenden zu müssen. Wenn das der Fall ist, könnten Sexualängste der Grund dafür sein, warum Ihr Liebesspiel immer so schnell ein Ende findet. Bevor die Erregung noch weiter zunimmt und Ihre Sexualangst überhandnehmen könnte, retten Sie sich, indem Sie kommen.
Noch einmal zurück zu Ihrer Hand-Arbeit. Wenn Sie im Zuge Ihrer genußvollen, langsamen und sanften Stimula-

tion spüren, daß es jeden Augenblick soweit sein müßte, unterbrechen Sie Ihre Berührungen. Atmen Sie ruhig. Überdenken Sie dann die Gefühle, die Ihrer Ejakulationskontrolle – um die handelt es sich bei Ihrer Unterbrechung – vorausgegangen sind. Ihr erstes Ziel haben Sie erreicht, wenn Sie 15 Minuten mit zwei bis drei Unterbrechungen »durchhalten«.

Phase 2

In der zweiten Phase machen Sie dieselbe Übung, allerdings mit einer Gleitcreme. Nehmen Sie nicht Vaseline, sie dämpft die Empfindungen. Die Gleitcreme (in der Apotheke oder im Versandhandel erhältlich) soll das feuchtwarme Milieu bei einem Liebesakt imaginieren helfen. Auch diese Übung sollten Sie mit zwei bis drei Unterbrechungen 15 Minuten ausdehnen können, bevor Sie den Gipfel erreichen. Sollten Sie bei einem zweiten Durchgang schon nach einer Minute wieder den unwiderstehlichen Drang zur Ejakulation verspüren, haben Sie nicht lange genug unterbrochen.

Phase 3

Phase 3 beinhaltet die Verfeinerung der Hand-Arbeit. Spielen Sie mit sich! Kosten Sie alle jene Berührungsqualitäten aus, die durch Veränderungen des Tempos, der Druckstärke und des Stimulationszentrums entstehen. Und konzentrieren Sie sich dabei immer wieder darauf, wo und wodurch sich der Punkt der Unvermeidbarkeit ankündigt.

Phase 4

Jetzt haben Sie schon viel gelernt. Sie können die Masturbation gestalten und packen Ihren Penis nicht mehr automatisch fest an. Versuchen Sie sich bei der nächsten Übung vorzustellen, daß Ihr Glied von den warmen Wänden der Scheide umfaßt wird. Experimentieren Sie, indem Sie Ihr gutes Stück mit der Hand umschließen und die Druckstärke regulieren. Verwenden Sie dazu die Gleitcreme! Masturbieren Sie mit rhythmischen Auf- und Abbewegungen, ohne Druck und Geschwindigkeit zu verstärken. Wenn Sie spüren, daß Sie zum Orgasmus kommen, unterbrechen Sie. Auch bei dieser Übung gilt: Sie sollten 15 Minuten mit zwei oder drei Unterbrechungen durchhalten können.

Phase 5

In dieser fortgeschrittenen Phase können Sie all das einsetzen, was Sie bisher gelernt haben: Sie masturbieren wie in Phase 4, aber wenn Sie spüren, daß der Orgasmus naht, spannen Sie Ihren PC-Muskel an. Es ist wichtig, daß Sie das PC-Muskel-Training zu diesem Zeitpunkt schon gut beherrschen! Wieder gilt: 15 Minuten mit zwei oder drei Unterbrechungen sollten Sie schaffen.

Phase 6

Jetzt sind Sie schon ein Meister der Masturbationstechnik. Sie kennen Ihre Lustempfindungen und haben ein Gefühl für die Veränderungen, die sich bei Ihnen im Zuge des Lustaufbaues abspielen. Masturbieren Sie so wie in den letzten beiden Phasen, aber versuchen Sie diesmal, das Bedürfnis zur Ejakulation mit der Preßtechnik zu unterdrücken. Auch hier gilt: Sie sollten die Preßtechnik bereits gut beherrschen!

Sollten Sie einmal das Vergnügen in eigener Sache zu sehr genießen und Übung Übung sein lassen, macht es nichts. Zur Gewohnheit darf es allerdings nicht werden.
Und vergessen Sie nicht, daß Sie jede einzelne Übung damit beenden, sich vorzustellen, wie Sie das nächste Mal den Liebesakt ausdehnen und wie gut Sie sich dabei fühlen werden. Wenn Sie etwa dreimal wöchentlich üben, wird es nicht lange dauern und Ihr Liebesdiener wird nach Ihrer Pfeife tanzen.

Übung 3:
Stabilisierung der Erektion

Voraussetzung: Aktivierung der Phantasie, PC-Muskel-Training, Jacobson-Kurzentspannung, Mentales Training

Diese Übung verfolgt zwei Ziele:

- Sie sollen erlernen, eine Erektion in dem Bewußtsein verlieren zu können, daß diese nicht für immer verloren, sondern relativ leicht wieder zu erlangen ist.
- Sie sollen sich an einen lustvollen Umgang mit Ihrem schlaffen Penis gewöhnen.

Um das erste Ziel zu erreichen, stimulieren Sie sich mit einer Gleitcreme auf jene Art und Weise, die Sie sehr erregend empfinden. Sobald Sie eine starke Erektion haben, halten Sie inne. Hände weg vom Penis! Durch die Unterbrechung der Stimulation wird die Erektion mehr oder weniger schnell zurückgehen. Gut so. Sobald Ihr Penis erschlafft ist, beginnen Sie wieder damit, sich zu stimulieren.
Konzentrieren Sie sich auf Ihre positiven Gefühle und auf den Aufbau Ihrer Erregung. Nehmen Sie eine Phantasie zu Hilfe, die Sie scharf macht. Auch die Vorstellung, wie Ihr

Penis immer steifer und Ihre Erregung immer größer wird, ist eine aufgeilende Phantasie!

Es wird nicht lange dauern, und Sie werden wieder einen prächtigen Ständer haben. Wenn Sie das Gefühl haben, daß Sie Ihre Erregung noch weiter steigern können, tun Sie es. Vielleicht haben Sie Lust, sich einen erotischen Text durchzulesen oder sich ein Sex-Heft anzusehen.

Sobald Sie den Eindruck haben, daß Sie nun maximal erregt sind, heißt es wieder von diesem schönen Zustand Abschied zu nehmen. Es bleibt Ihnen überlassen, wie Sie das tun. Sie werden aus leidvoller Erfahrung wissen, wie eine passable Erektion verläßlich verlorengeht: indem Sie sich ängstigen, daß sie nicht halten wird. Fürchten Sie sich also! Malen Sie sich aus, wie es ist, wenn Sie eben noch mit einem prallen Penis agierten, wie er immer mickriger und schlaffer wird und Sie immer handlungsunfähiger macht. Jede Form von »negativem Denken« hilft Ihnen verläßlich, Ihre Erektion zu verlieren.

Experimentieren Sie damit, ob das PC-Muskel-Training geeignet ist, eine schwindende Erektion wieder zu stabilisieren oder ihr endgültig den Rest zu geben. Jeder Mann reagiert anders. Ausprobieren!

Wenn Sie es mit Hilfe negativer Gedanken geschafft haben, Ihre Erektion zu zerstören, atmen Sie ein paar Mal tief durch. Machen Sie die Jacobson-Kurzentspannung. Dann geht es wieder los wie gehabt: Stimulation bis zur vollen Erektion, Unterbrechung, Rückgang der Erektion.

Wie oft Sie diese Übung machen, hängt von Ihnen ab. Sie können damit aufhören, wenn Sie die Gewißheit haben, daß eine verlorene Erektion durch entsprechende Stimulation wieder hergestellt werden kann. Sollten Sie eine Partnerin haben, empfehlen wir Ihnen, eine entsprechend abgeänderte Form dieser Übung zu zweit zu machen.

5.
Die Lust ist da, aber der Höhepunkt bleibt aus

Unter den Sexualstörungen steht die Ejakulationshemmung an letzter Stelle. Sie tritt meist in zwei verschiedenen Formen auf:

- Sie kommen trotz Erregung weder bei der Masturbation noch beim Verkehr zur Ejakulation (totale Ejakulationshemmung).
- Sie kommen nur durch die eigene Stimulation, aber nicht durch die Stimulation der Partnerin und auch nicht beim Verkehr zum Orgasmus.

Den sexualtherapeutischen Übungen, die bei diesem Störungsbild angewendet werden, liegt die Annahme zugrunde, daß der betreffende Mann zu sehr auf seine sexuellen Empfindungen fixiert ist. Loslassen und Hingabe an das Anfluten der Lust bis zum Gipfel sind dann nicht möglich.

Übung 4: Behebung der totalen Ejakulationshemmung

Voraussetzung: Kurzentspannung, Mentales Training, Aktivierung der Phantasie

»Ein Minimum an Ablenkung und Kontrolle, ein Maximum an Lust« – das ist die Devise dieser Übung:

⇨ Stimulieren Sie sich mit einer Gleitcreme auf die für Sie erregendste Art und Weise.

⇨ Versuchen Sie, sich in eine Phantasie hineinzusteigern, die Sie besonders aufgeilt. Nicht vergessen – alle Phantasien sind erlaubt!

- ⇨ Probieren Sie aus, ob Sie durch gleichzeitige Stimulation der Hoden einen Erregungsschub bekommen.
- ⇨ Sollten Sie Probleme damit haben, eine Phantasie zu entwickeln, nehmen Sie erotische Literatur, Bilder oder Filme zu Hilfe.
- ⇨ Manche Männer reagieren auf Geräusche eher als auf Filme. Über den Versandhandel und in Sex-Shops bekommen Sie Kassetten mit Stöhngeräuschen und Sexgeflüster.
- ⇨ Wenn Sie »fast« soweit sind, sollten Sie ans Wasserlassen denken. Stellen Sie sich vor, daß Sie es jetzt rinnen lassen! Vielleicht können Sie mit dieser Vorstellung die Abwehrreaktion austricksen und den Ejakulationsreflex aktivieren. Falls Sie mit gar keiner Maßnahme Erfolg haben, hat Ihre Ejakulationshemmung tiefliegende seelische Gründe, die in einer Therapie aufgearbeitet werden sollten.

6.
Keine Lust auf Sex

Sie sind ein passabel aussehender Mann und hätten bei Frauen Chancen. Aber trotz der Türen, die Ihnen offenstehen, nützen Sie nie die Gunst der Stunde. Die Frau, bei der Sie landen könnten, ist dummerweise nie nach Ihrem Geschmack. Irgend etwas hat sie an sich, wodurch Ihnen die Lust sofort wieder vergeht.

Oft stecken hinter diesem Verhalten tiefe, unbewußte Ängste oder Wutgefühle. Ein negativer Wahrnehmungsfilter läßt Sie eine durchaus positive Situation so negativ zu sehen, daß Ihr Sexualzentrum lahmgelegt wird.

⇨ Es täte Ihnen gut, sich mit Ihren unbewußten Ängsten oder Wutgefühlen im Rahmen einer Therapie auseinanderzusetzen!

⇨ Denken Sie daran, daß jene Emotionen, die das Überleben sichern, immer Vorrang haben: Angst als überlebenssichernde Notfall-Emotion. Emotion wird also immer über den Geschlechtstrieb siegen! Trotzdem sollten Sie eine Übung versuchen, die oft ohne Einsicht in tiefere Zusammenhänge erfolgreich ist:

Übung 5:
Die positive Lupe

Wenn Sie einer Frau begegnen, die Sie sexuell ansprechen könnte, sollten Sie sich bemühen, nur Ihre Vorzüge zu sehen. Ignorieren Sie negative Eigenschaften oder deuten Sie diese positiv! (Also nicht: »Sie ist eine Schnatterliese«, sondern: »Eigentlich toll, wie kontaktfreudig sie ist«.)

Übung 6: Verdrängte Wünsche zum Leben erwecken

Lustlosigkeit ist manchmal das Ergebnis verdrängter, vermeintlich verbotener, sexueller Wünsche. Aus Angst, mit einer bestimmten sexuellen Praktik außerhalb der Norm zu liegen, zwingt sich so mancher Mann zu einem »normalen«, braven Sexualverhalten. Der niedrige Befriedigungsgrad, der dabei erreicht wird, führt dazu, daß das sexuelle Interesse erlahmt. Schließlich werden gar keine erotischen Wünsche mehr wahrgenommen. Erwecken Sie Ihre verdrängten Wünsche zum Leben!

⇨ Stellen Sie sich vor, daß Sie den Auftrag haben, ein Drehbuch für einen außergewöhnlichen Porno zu schreiben. Entwerfen Sie Szenen, die darin vorkommen sollten. Lesen Sie diese Skizzen einen Tag später durch. Was fühlen Sie dabei? Erregung? Tiefe Abwehr? In beiden Fällen sollten Sie überlegen, wie es wäre, wenn Sie diese Szenen zumindest als Sexualphantasie benützten. Aber vielleicht findet sich doch eine Partnerin oder ein Partner, die/der dafür zu gewinnen ist.

Übung 7: Zeit des Erwachens

Sex, wohin man blickt. In der Werbung, im Alltag, überall locken Versprechen zu noch mehr Genuß und noch mehr Sinnlichkeit. Den Lustlosen wird dabei das Herz schwer: Wie kann man Sinnlichkeit erleben, wenn man keine Lust spürt?

Geben Sie Ihren Sinnen die Chance, zu erwachen!

Die Rückkehr zu den seligen Zuständen der frühen Kindheit ist ein Geheimnis der Sinnlichkeit. Der Tastsinn oder besser die »Hautsinne« – denn Sie tasten nicht nur, sondern fühlen auch – lassen Sie besonders leicht sinnliche Wonnen erleben.

Gönnen Sie sich eine entspannende Massage mit einer duftenden Körpercreme. Das positive Körpergefühl hebt sofort Ihre Stimmung! Leisten Sie sich glatte, atmungsaktive Bettwäsche. Ein kuscheliges Bett vermittelt die Behaglichkeit der Nestwärme. In einem lauwarmen Bad, bei dem das Wasser die Haut zärtlich umschmeichelt, kann man jene paradiesische Geborgenheit wiedererleben, die man als Ungeborenes, umspült von lauwarmem Fruchtwasser, im schützenden Leib der Mutter empfand. Vielleicht schenkt Ihnen das Wiegen in einem Schaukelstuhl im Augenblick der Anspannung das Gefühl der Ruhe und Geborgenheit wieder, das Sie als Baby in den Armen der Mutter genossen haben.

Horchen Sie einmal täglich in sich hinein und fragen Sie sich: »Was sehe ich? Was rieche ich? Was fühle ich?« Durch dieses In-sich-Gehen werden Ihre sinnlichen Wahrnehmungsfähigkeiten mobilisiert.

Auch Düfte können das Alltagsleben sinnlich bereichern. Millionen von Sinneszellen der Riechschleimhaut reagieren in Bruchteilen von Sekunden. Sobald diese »Geruchsantennen« mit einem Duftmolekül in Berührung kommen, wird dem Großhirn sofort Meldung erstattet. Die Aktivierung des zentralen Nervensystems erhöht in der Folge die Reaktionsfähigkeit, der ganze Körper gerät in Aufruhr. So hellt beispielsweise der Duft von Zitrone oder Minze die Stimmung bei Depressionen auf, Rosenduft beruhigt die Nerven und der Geruch von Sandelholz weckt erotische Gefühle.

Sie können Ihrem Leben auch durch Farben eine größere sinnliche Qualität verleihen. Ohne davon zu wissen, daß Farben nicht nur das psychische Wohlbefinden, sondern auch die Leistungs- und Konzentrationsfähigkeit beeinflussen, ja sogar Genesungsvorgänge steigern oder, umgekehrt, negativ beeinflussen können, statteten schon die Höhlenbewohner der Steinzeit ihre Behausungen mit farbenfrohen Malereien aus. Der physiologisch bedingte Farbhunger, der in jedem Menschen steckt, erklärt zum Beispiel die Begeisterung, die Sie Jahr für Jahr im Frühjahr packt, wenn die winterlich graue Natur wieder Farbe bekommt. Sehen Sie sich doch einmal in Ihrer Umgebung um: Wieviel Grau begegnet Ihnen auf Schritt und Tritt, und wie wenig sinnenfrohe Farben erfreuen Ihre Augen! Knalliges Rot aktiviert, warme Rottöne vermitteln ein Gefühl der Geborgenheit. Violett setzt dramatische Akzente, Blauschattierungen wirken beruhigend und dunkle Grüntöne fördern das Konzentrationsvermögen.

Daß Musik auch auf das sinnliche Empfinden einwirkt, ist eine Binsenweisheit. Es ist weder nötig, daß Sie Musik »verstehen«, noch müssen Sie Ihrem Körper befehlen, sich wohl zu fühlen. Entscheidend ist, daß Sie in der Musik »schwelgen«. Das körperlich-seelische Wohlbefinden stellt sich dann von ganz allein ein. Wir lassen uns – auch wenn es uns nicht bewußt ist – in den Bann getragener, gleichförmiger Rhythmen ziehen, da ein gleichmäßig durchgehaltener Takt unfehlbar auf das Zentrum unseres Lustempfinden, also den Bauch, wirkt. Musik voll zarter Klänge spricht wohltuende, sinnliche Empfindungen ebenso an, wie die vielbelächelten »Schnulzen«.

Die Kunst ist ein Ort, an dem Sie Sinnenfreude en gros finden! Nicht nur in der Musik, auch in Gedichten, Bil-

dern und Büchern schimmert ein Sinnengenuß durch, der mehr befriedigen kann, als leere, körperliche Rituale mit einem Menschen, dem man sich gar nicht nahe fühlt.
Gehen Sie mit offenen Sinnen durch die Welt, und Sie werden auch Ihre Lust wiederfinden!

7.
Fit für den Sex

Das Epizentrum der Lust ist zwar das Gehirn, aber auch der Körper muß bei dem komplizierten Lustgeschehen »mitspielen«. Mit ein paar einfachen Übungen verhindern Sie, daß Ihr Körper gegen Ihren Willen zum Spielverderber wird …

Tanzen Sie in den Liebeshimmel!

Tanzen verführt seit Menschengedenken zu guter Laune, Sex und Lust. Im Hirnstamm befindet sich nämlich ein Aktivierungszentrum, das durch den Überträgerstoff Noradrenalin erregt wird. Durch entsprechende Tonfolgen werden diese Substanzen freigesetzt, und die daraus resultierende, erhöhte Hirnaktivität äußert sich als Vitalgefühl und Lebenslust. Bei rhythmischen Tanzbewegungen werden Beine und Füße besser durchblutet, Wirbelsäule und Becken gelockert, die Schulterpartie entkrampft, und die Sauerstoffzufuhr zum Gehirn erhöht sich. Das rhythmische Körpererleben macht nicht nur für eigene körperliche Bedürfnisse sensibel, Sie nehmen auch den Körper der Frau in Ihren Armen und ihre sinnlichen Signale bewußter wahr. Außerdem werden alle Ihre Sinne stimuliert. Der Duft Ihrer Partnerin steigt Ihnen in die Nase, und Sie spüren ihre körperliche Nähe.

Atmen Sie sexuelle Energie!

Die Atmung ist ein Gefühlsbarometer – jede Gefühlsreaktion verändert prompt das Atemmuster. Wenn Sie zornig sind, beschleunigt sich Ihre Atmung, damit Ihnen mehr Energie für ein mögliches aggressives Handeln zur Verfügung steht. Oder erinnern Sie sich daran, wie man »vor Schreck den Atem anhält«. Damit will man unbewußt eine unangenehme Gefühlsempfindung blockieren. Steigert sich die Angst zur Panik, wird das Atemmuster schnell und flach. In einem Zustand des Entsetzens »bleibt der Atem stehen«.

Am weitesten verbreitet ist das flache Atmen. Männern, die dazu neigen, fällt manchmal auf, daß sie öfter seufzen. Die alltägliche Folge einer flachen Atmung sind »unerklärliche« Erschöpfungs- und Müdigkeitszustände, die durch den andauernden Sauerstoffmangel entstehen.

Wenn Sie beim Sex flach atmen, behindern Sie den Lustaufbau: Die Energie, die im Körper frei fließen soll und notwendig ist, um sexuelle Erregung im vollen Umfang aufzubauen und auch wieder zu entladen, kommt nur unzureichend zustande.

Durch das Anhalten des Atems oder eine eingeschränkte Atmung wird auch der Unterleib nicht ausreichend mit Energie versorgt, und Gefühle werden blockiert. Ein »totes Becken« verhindert den maximalen Lustgenuß.

Mit tiefer, sanft rhythmischer Atmung steigern Sie den Energiefluß und Erregungsaufbau!

⇨ Legen Sie sich entspannt auf den Rücken. Ziehen Sie die Beine an. Achten Sie darauf, daß die Wadenmuskeln locker sind. Angespannte Wadenmuskeln zeigen den Grad Ihrer Spannung an. Atmen Sie tief ein. Stellen Sie sich Ihren Körper wie ein Gefäß vor, in das Sie Ihren Atem schicken. Schicken Sie ihn wie die wärmenden Sonnenstrahlen durch Ihren ganzen Körper bis zu Ihren Genitalien. Lassen Sie Ihre Knie locker auseinander fallen. Stellen Sie sich vor, wie sich Ihr Penis durch Ihren wärmenden, belebenden Atem stärkt und aufrichtet.

Kicken Sie sich frei!

Beim Urmenschen war noch jedes körperliche Gefühl mit Bewegung verbunden. Aber im Laufe der Zivilisation haben wir es verlernt, uns körperlich spontan zu äußern. Vereinfacht gesagt bedeutet das: Gefühle, die nicht mehr voll und frei ausgedrückt werden können, werden auch nicht voll erlebt. Die Folge davon ist, daß Gefühle durch körperliche Verkrampfungen abgeschwächt oder im Keim erstickt werden.

Bioenergetische Übungen sind Übungen, die einen gehemmten Energiefluß lösen und das Strömen der Energie – auch von sexueller Energie – wieder ermöglichen (daher auch der Name »Bio« = Leben, Energetik = die Lehre, die die Energie als Grundkraft aller Dinge erklärt).

⇨ Eine der einfachsten Ausdrucksbewegungen, die Muskelspannungen auflösen, besteht darin, daß Sie am Rükken liegend, mit den gestreckten Beinen abwechselnd auf die Matratze schlagen beziehungsweise treten.

Der amerikanische Bioenergetiker Alexander LOWEN empfiehlt täglich fünfzig bis zweihundert »Kicks«. Sein Argument: Nahezu jeder Mensch hat etwas, wogegen er sich sträubt oder protestieren will, aber er erlaubt sich diesen Widerstand nicht.

Wenn Sie sich vorerst auf diese Weise gestatten, Gefühle herauszulassen, werden Sie auch beim Sex mehr Gefühle zu- und herauslassen können.

8.
Die Übungen zu zweit

Übungen zu zweit sind eine feine Sache: Sie bringen Abwechslung, sind lustvoll und haben die größten Aussichten auf Erfolg.

Ist es jedoch noch relativ einfach, jene Skrupel zu überwinden, die bei den Übungen auftauchen, welche man allein macht, fallen die Partnerübungen schon schwerer. Schließlich sind die Rollen ungleich verteilt: Sie haben ein Problem, Ihre Partnerin soll Ihnen helfen, dieses Problem zu überwinden.

Manche Frauen machen von sich aus den Vorschlag, »etwas zu unternehmen«. Wenn das der Fall ist, sind Sie ein Glückspilz! Gehen Sie darauf ein und nehmen Sie es an.

Falls von Ihrer Partnerin keine derartige Aufmunterung kommt, sind Sie am Zug. Sagen Sie ihr, daß Sie sich wünschen, den Sex mit ihr ohne Probleme genießen zu können, und daß sie Ihnen dabei helfen könnte.

Vielleicht haben Sie mit dem Üben gar keine Schwierigkeiten. Aber es ist durchaus möglich, daß Sie sich zu Beginn vielleicht etwas unsicher, komisch oder verkrampft fühlen. Sprechen Sie alle Ihre Empfindungen offen aus! Wenn Sie sagen, was Sie befangen macht, sind Sie nicht mehr länger befangen. Diese Regel gilt auch für die Zeit der Übungen! Wann immer Gefühle der Angst, Ablehnung, des Ärgers oder des Ekels auftauchen, sollten Sie darüber sprechen. Diese Momente sind keine Störung, sondern ein wichtiges Erleben, das Ihr gegenseitiges Verständnis vertieft, Ihre Kommunikation verbessert und Nähe und Intimität stärkt.

Sie werden feststellen, daß die Übungen Ihr sexuelles Verhalten verändern. Automatisierte Abläufe werden durch bewußtes Verhalten ersetzt, und anstatt passiven Geschehenlassens sind Sie zu selbstbestimmtem Handeln fähig. Außerdem werden Sie über Ihre Veränderungen sprechen, was wiederum einen positiven Einfluß auf Ihre Beziehung hat.

Grundregel für alle Partnerübungen: Nehmen Sie die Übungen ernst, aber gestalten Sie sie immer als kleines Fest der Lust. Sie sollen sich wohl fühlen und Sex wieder ohne Leistungsdruck und qualvolle Selbstbeobachtung genießen lernen.

Vermeiden Sie unter allen Umständen, Ihre Gefährtin zu einer »Hilfskraft« Ihres Vorhabens zu degradieren, indem Sie nur darauf achten, daß Sie Ihre Ziele durchsetzen. Ohne Zärtlichkeit, Freude aneinander und eine liebevolle Atmosphäre geht es nicht!

10 Tips für Ihre Partnerin

1. Wahrscheinlich belastet Sie die sexuelle Störung Ihres Partners. Aber zweifeln Sie deshalb nicht an sich, an Ihrer Attraktivität oder an den positiven Gefühlen, die er für Sie empfindet, sofern Ihre Partnerschaft im Kern noch stimmt.
2. Werten Sie seine Bitte um Ihre Unterstützung bei den Übungen als Zeichen seiner Zuneigung und seines Vertrauens.
3. Machen Sie sich über sein sexuelles Versagen nicht lustig. Dadurch entwickelt Ihr gestreßter Gefährte womöglich einen Minderwertigkeitskomplex.
4. Bestehen Sie nicht auf Ihrem »Recht auf genitale Befriedigung« – damit verstärken Sie seine Unzulänglichkeitsgefühle, seine Leistungsangst und seine Störung.
5. Wenden Sie sich nicht von Ihrem Partner ab – damit signalisieren Sie ihm, daß er ein Versager ist.

6. Begegnen Sie ihm aber auch nicht mit übertriebener, mütterlicher Güte und Verständnis – damit drängen Sie Ihren Partner in eine Rolle, in der er sich schwach, krank und hilflos fühlt.
7. Geben Sie ihm zu verstehen, daß Sie den Sex mit ihm mögen und die Übungen auch Ihnen etwas bringen.
8. Opfern Sie sich aber nicht auf! Sagen Sie, daß Sie die Übungen erregen und daß Sie sich eine nicht-genitale Befriedigung durch Ihren Partner wünschen.
9. Es wird nicht lange dauern, und Ihr Partner wird eine Erektion haben. Bewegen Sie ihn nicht dazu, diese sofort »auszunützen«.
10. Sehen Sie in den Übungen eine Chance, durch die Sie Ihrerseits bisher verschwiegene Wünsche hinsichtlich der Klitorisstimulation oder der Zärtlichkeit auszusprechen lernen.

Übung 8: Zärtlichkeitstraining I: Bei erektiler Dysfunktion und Hingabeproblemen

Voraussetzung: Kurzentspannung, Mentales Training

Das Zärtlichkeitstraining *(sensate focus)* wurde ursprünglich von MASTERS & JOHNSON entwickelt. Helen SINGER-KAPLAN modifizierte diese Übung zum »Sensualitätstraining« und praktiziert sie bei verschiedenen sexuellen Funktionsstörungen als Teil ihrer Sexualtherapie.
Sinn und Zweck der Zärtlichkeitsübung bestehen darin, Leistungs- und Erwartungsängste auszuschalten und genußvolles Geben und Nehmen zu lernen.
Der Kern der Zärtlichkeitsübung besteht in dem Ziel, Lust zu empfinden, ohne daß eine Erektion angestrebt wird. Während der Zeit der Zärtlichkeitsübungen sollte es weder

Verkehr noch Orgasmus geben. Nur unter diesen Bedingungen ist es möglich, zärtliche Liebkosungen zu genießen, ohne Angst vor dem Versagen haben zu müssen.
Noch einmal: Es geht nicht darum, daß Sie als Frau bei Ihrem Mann eine Erektion auslösen oder Sie als Mann eine Erektion produzieren müssen. Es geht ausschließlich um eine zärtliche Körperkommunikation, also um das lustvolle Geben und Empfangen von Zärtlichkeit.
Achten Sie darauf, daß zu dem Zeitpunkt, zu dem Sie Ihr Zärtlichkeitstraining machen wollen, die Umgebung entsprechend behaglich ist. Das Zimmer sollte angenehm temperiert sein, auch Ihre Hände sollten warm sein, und Sie sollten ausreichend Zeit und Muße haben.
Handeln Sie aus, wer von Ihnen bei der Zärtlichkeitsübung der aktive bzw. passive Part ist. Männer haben häufig Hemmungen, Zärtlichkeiten passiv entgegenzunehmen. Es fällt ihnen leichter zu nehmen, wenn sie ihrerseits schon gegeben haben. In diesem Fall wäre es besser, wenn die Frau vorerst der passive Partner und der Mann der aktive ist. Danach werden die Rollen getauscht.

- ⇨ Der passive Partner liegt nackt auf dem Bauch. Der aktive beginnt nun seinen Körper zu streicheln. Es sind alle Berührungen erlaubt. Wichtig ist, daß der passive Partner Rückmeldung gibt, welche Berührung gut und welche weniger angenehm ist. Vergessen Sie als aktiver Partner nicht, daß es nicht sinnvoll ist, sexuelle Erregung erzeugen zu wollen. Die Liebkosungen sollen nur Berührungsbehaglichkeit bewirken!
- ⇨ Wenn beide den Eindruck haben, daß die Zärtlichkeiten ausreichend sind, dreht sich der passive Partner um. Er liegt jetzt auf dem Rücken. Wieder wird er gestreichelt, allerdings werden Penis und Hoden nicht berührt. Die Liebkosungen sollen langsam, zart, einfühl-

sam und sanft sein. Wenn eine Berührungsform nicht angenehm ist, dies sofort sagen.

⇨ Sobald beide das Gefühl haben, daß es nun genug sei, hört man mit dem Zärtlichkeitstraining auf. Entspannen Sie sich beide, trinken Sie vielleicht ein Gläschen, und machen Sie dann die Übung mit vertauschten Rollen noch einmal.

Achtung: Es ist möglich, daß beim Zärtlichkeitstraining heftige Gefühle – zum Beispiel Ängste oder Aggressionen – auftauchen. Sprechen Sie mit Ihrem Partner darüber! Manchmal fällt es leicht, über seine Angst, nicht gut genug für den Partner zu sein, oder seine Bedenken, der andere gäbe die Zärtlichkeiten nur ungern, zu sprechen. Es ist aber auch möglich, daß Sie zwar negative Gefühle empfinden, aber weder darüber sprechen können, noch genau wissen, was eigentlich dahintersteckt. In diesem Fall wäre es angebracht, nicht mehr allein, sondern im Rahmen einer Paartherapie weiterzumachen. Waren die negativen Gefühle nicht allzu heftig, genügt es meist, die Übung zu wiederholen. Beim zweiten Durchgang überwiegen in der Mehrzahl der Fälle die wohltuenden Reaktionen.
Auch wenn es Ihnen schwerfällt: Kein Orgasmus! Ist der sexuelle Druck zu groß, kann sich jeder – allein – Erleichterung verschaffen.

Übung 9: Zärtlichkeitstraining II: Genußvolles Spielen und Streicheln

Voraussetzung: Kurzentspannung, Mentales Training

Sie beginnen wieder, nachdem Sie abgesprochen haben, wer zuerst der passive und wer der aktive Partner ist.

⇨ Nehmen wir an, daß die Frau zuerst den passiven Part übernommen hat. Starten Sie mit dem Zärtlichkeitstraining I. Machen Sie es, so lange Sie Lust dazu haben. Dann sitzt Ihre Partnerin zwischen Ihren Beinen, mit dem Rücken entspannt an Ihre Brust gelehnt. In dieser Position haben Sie leicht Zugang zu Kitzler und Scheide. Nun beginnen Sie sanft und einfühlsam mit dem Schamhaar, den Schamlippen und der Klitoris zu spielen. Ihre zärtlichen Finger wandern von einem Punkt zum anderen, schlüpfen zwischendurch auch einmal ein bißchen in die Scheide und spielen da behutsam herum. Es ist wichtig, keine Stimulation zu machen, die schnurstracks zum Orgasmus führen würde! Sie konzentrieren sich beide auf die Gefühle, die sich bei diesem zweckfreien Spiel entwickeln. Damit der aktive Partner weiß, welche Liebkosungen besonders gut ankommen, sind entsprechende Rückmeldungen notwendig.

Falls Sie eine bessere Position wissen, in der Sie diese genitalen Liebkosungen durchführen können, nur zu. Bedenken Sie aber, daß eine Position immer für beide Teile bequem sein muß.

⇨ Auch beim Zärtlichkeitstraining II werden die Rollen gewechselt. Nun ist es also der Mann, der von seiner Partnerin entsprechend verwöhnt wird. Sie beginnen wieder mit zärtlichen Körperberührungen zum »Aufwärmen«. Nach einer Weile – am besten, man spricht offen aus, ob es schon so weit ist – konzentrieren sich die Zärtlichkeiten Ihrer Gefährtin auf Ihre Geschlechtsteile. Am bequemsten und leichtesten gelingt das im Bett, wenn sich Ihre Partnerin zwischen Ihre locker gespreizten Beine setzt.

Auch für Sie als Frau gilt beim Liebkosen dasselbe wie für Ihren Partner: Sie sollen sich mit seinem Penis und den Hoden spielen, ohne die typischen, treibenden Masturbationsbewegungen zu machen. Liebkosen Sie ganz zart die Eichel, tasten Sie sich über das Frenulum und befassen Sie sich zärtlich mit den Hoden. Tun Sie einmal das eine, dann das andere, ohne aber jemals so heftig zu werden, daß Ihr Partner den Orgasmus nicht mehr zurückhalten kann. Sie können sich vorstellen, daß diese intimen Liebkosungen in der Regel sehr lustvoll erlebt werden.

Natürlich können auch bei dieser Übung Schwierigkeiten auftauchen. Zum Beispiel kann es sein, daß Sie ausgerechnet bei den wohltuendsten Berührungen an ganz banale Dinge, wie zum Beispiel den Wochenendeinkauf, denken müssen. Oder es taucht plötzlich die Furcht auf, daß die Partnerin eigentlich einen Widerwillen gegen Ihr Geschlechtsorgan empfindet. Lassen sich diese oder ähnliche negative Reaktionen nicht durch ein einfühlsames Gespräch und eine Wiederholung der Übungen beseitigen, wäre eine therapeutische Intervention angebracht. Das zwanghafte Denken an die Arbeit oder irgend etwas anderes, das nichts mit der Situation zu tun hat, kann ein Hinweis auf tiefe Sexualängste sein. Das Abschweifen der Gedanken verhindert, daß mit zunehmender Erregung auch die Angst anschwillt. Eine Erste-Hilfe-Maßnahme besteht darin, sich mit einer erotischen Phantasie von der Ablenkung abzulenken. Noch immer gilt: Kein Orgasmus zu zweit!

Übung 10: Zärtlichkeitstraining III: Genuß bis zum Orgasmus

Voraussetzung: Kurzentspannung, Mentales Training

Es ist uns schon klar, daß so sinnliche Übungen wie diese mit dem Bedürfnis nach Befriedigung der entstehenden Erregung verbunden sind. Sie können ja einander nicht ewig reizen, ohne Erfüllung zu finden. Wenn also Zärtlichkeitstraining I und II gut gelungen sind, können Sie bei Zärtlichkeitstraining III einen wechselseitig ausgelösten Orgasmus außerhalb des Verkehrs anstreben.
Nicht vergessen: Spielen Sie vorher lange und einfühlsam miteinander, so wie Sie es bei Übung I und II praktiziert haben.

Übung 11: Die Stop-und-Start-Übung gegen vorzeitigen Samenerguß

Voraussetzung: Die Kurzentspannung, Mentales Training, eventuell auch das PC-Muskel-Training

Die Stop-und-Start-Übung ist eine der bewährtesten Methoden, über die Ejakulation Kontrolle zu erreichen. Sie wurde zuerst von James SIMONS beschrieben und von MASTERS & JOHNSON weiterentwickelt. Auch in der Sexualtherapie Helen SINGER-KAPLANS ist die Stop-und-Start-Übung vertreten. Ihre Prinzipien bestehen einerseits in der bewußten Wahrnehmung der Empfindungen, die dem Orgasmus vorausgehen. Andererseits wird durch gestaffelte Übungen die reflexhafte Ejakulation ausgeschaltet und durch ejakulatorische Kontrollmöglichkeiten ersetzt.

Die Übungen beruhen darauf, daß Sie als Mann Ihrer Partnerin bei den einzelnen Übungen immer dann »Stop« sagen, wenn Sie sich nahe dem Orgasmus fühlen. Falls Ihnen das Wort »Stop« nicht gefällt, ersetzen Sie es ruhig durch ein anderes. Körpersprachliche Signale bewähren sich hingegen nicht so gut.

Das Stop-und-Start-Programm besteht aus fünf Stufen. Jede einzelne Etappe sollte dreimal erfolgreich wiederholt werden. Ausgenommen von der fünften Stufe sollte es während der Übungen nicht zu einem Orgasmus im Rahmen des Koitus kommen. Es spricht aber nichts dagegen, die einzelnen Übungen mit einem wechselseitig ausgelösten Höhepunkt abzuschließen.

Sie können Ihre Partnerin also manuell oder mit den Lippen bis zum Orgasmus befriedigen. Das wird Ihnen nicht schwerfallen, denn die Übungen werden Sie ganz schön erregen. Umgekehrt können auch Sie sich von Ihrer Partnerin nach der jeweiligen Übung bis hin zum Orgasmus stimulieren lassen.

Unsere wichtigste Empfehlung, bevor Sie mit der Stop-und-Start-Übung beginnen: Gestalten Sie die Übung mit Lust und Freude und nicht wie eine unangenehme Pflicht!

Erste Etappe

Auf jeden Fall sollte es in dem Raum, in dem Sie sich befinden, warm sein. Kein grelles Licht! Erst wenn Sie sich rundum wohl fühlen, geht es ans Üben.

Küssen Sie einander, schmusen Sie, drücken und streicheln Sie sich. Genießen Sie den Körperkontakt und die Berührungsbehaglichkeit einer innigen Umarmung.

Sorgen Sie für eine gemütliche, sinnliche Atmosphäre. Vielleicht haben Sie Lust, gemeinsam ein Bad zu nehmen oder sich gegenseitig unter der Dusche einzuseifen. Vielleicht gefällt es Ihnen, sich gegenseitig auszuziehen und dabei sinnlich zu berühren.

Wenn Sie genug gekost und gespielt haben, legen Sie als Mann sich auf den Rücken. Sie stellen die Beine auf und Ihre Partnerin setzt sich so dazwischen, daß ihre ausgestreckten Beine links und rechts von Ihren Armen liegen. Es ist ein Vorteil, wenn sie im Rücken ein Kissen hat, um sich entspannt abstützen zu können. Wenn Ihr Bett für diese Position zu schmal ist, machen Sie es sich einfach auf dem Boden bequem.

Jetzt beginnt Ihre Partnerin, Sie so mit der Hand zu stimulieren, daß es für Sie sehr erregend ist. Also keine weichen, schlaffen Masturbationsbewegungen, wenn Sie durch eher festes Streichen erregt werden! Vielleicht macht es Ihre Gefährtin nicht gleich so, wie es für Sie maximal erregend wäre. Keine falschen Hemmungen – sagen Sie ihr, was sie in punkto Druck oder Tempo verändern soll.

Wichtig: Konzentrieren Sie sich ganz und gar auf Ihren Penis. Versuchen Sie, alle Ihre Empfindungen wahrzunehmen. Sobald Sie spüren, daß Sie einen Drang zum Ejakulieren bekommen, sagen Sie »Stop«. Jetzt heißt es warten, bevor Ihre Partnerin Sie weiter masturbiert. Der Drang zum Ejakulieren soll nachlassen. Setzen Sie keinesfalls zu früh fort. Küssen Sie sich während dieser Warteperiode oder streicheln Sie einander liebevoll. Keine Sorge, wenn die Erektion verloren geht. Sie kommt verläßlich wieder.

Das Ziel dieser ersten Etappe besteht darin, daß Sie mit drei Unterbrechungen 15 Minuten lang durchhalten, bis Sie die Ejakulation zulassen dürfen. Wenn Sie die Übung unter diesen Umständen dreimal wiederholen können, geht es weiter.

Zweite Etappe

In dieser Phase machen Sie dasselbe wie in der ersten Etappe, allerdings verwenden Sie dabei eine Gleitcreme. Keine Vaseline, sie dämpft die Empfindungen. Sie werden feststellen, daß die Verwendung der Gleitcreme Ihre Lust beträchtlich steigert und Sie schon ein wenig mehr Konzentration als in der ersten Etappe aufbringen müssen.

Dritte Etappe

Wenn Sie den ersten und zweiten Schritt erfolgreich hinter sich gebracht haben, sind Sie bereit für die dritte Phase, in der es bereits zum Kontakt mit den Genitalorganen kommt. Machen Sie es sich wie immer gemütlich, sinnlich, wohlig. Sie liegen, auch wie immer, auf dem Rücken, aber diesmal sitzt Ihre Partnerin auf Ihren Oberschenkeln, knapp vor Ihrem Penis. Falls er noch nicht erigiert ist, soll sie mit ihm spielen, bis es soweit ist.

Sobald Sie eine Erektion erreicht haben, nehmen Sie den Penis in die Hand. Bringen Sie ihn zum Scheideneingang Ihrer Gefährtin, ohne ihn jedoch einzuführen. Spielen Sie zärtlich um die Öffnung der Scheide herum. Denken Sie an eine Katze, die sich immer wieder gegen Sie drückt und um Sie herumschnurrt.

Beobachten Sie Ihre Erregung und Ihre erotischen Empfindungen. Stellen Sie sich vor, wie es ist, wenn Ihr Penis zwischen die Schamlippen gleitet und in die feuchtwarme Liebeshöhle eindringt. Wenn Sie den Drang zum Ejakulieren verspüren, sagen Sie wie immer sofort »Stop« und unterbrechen Sie die Übung. Wenn nicht, darf Ihre Partnerin den Penis einführen. Sie darf ihn nicht einführen, wenn Sie so erregt sind, daß schon der geringste Scheidenkontakt genügen würde, um Ihre Ejakulation auszulösen.

Sobald sich Ihr Penis in der Scheide befindet, darf Ihre Partnerin keine Koitusbewegungen machen. Das wird für Sie beide nicht leicht sein, aber es ist notwendig, sich daran zu halten. Ihre Gefährtin soll nur ruhig auf Ihnen sitzen bzw. liegen.

Falls Sie in dieser Lage zu wenig erregt werden und Ihre Erektion verlorengehen würde, darf Ihre Partnerin ihren eigenen Liebesmuskel aktivieren. So kann sie Ihren Penis zärtlich umfassen und stimulieren. Sollte sie diese Stimulation nicht beherrschen, sind minimale Bewegungen erlaubt. Aber immer nur so viel, daß Ihre Erektion nicht gänzlich verlorengeht. Auf keinen Fall forcierte, heftige Koitusbewegungen!

Etwa 10 bis 15 Minuten lang sollten Sie mit Ihrem Penis einen inneren Dialog mit der Vagina halten. Stellen Sie sich vor, wie er von den feuchten Wänden umfangen wird, fühlen Sie sich ganz in die warm-feuchte Temperatur und den sanften Druck der Scheidenwände ein und konzentrieren Sie sich auf die Gefühle, die durch diese Empfindungen bei Ihnen entstehen.

Sollten Sie vor Ablauf der Frist das Gefühl haben, ejakulieren zu müssen, bitten Sie Ihre Partnerin herunterzugehen. Bleiben Sie bei dem gewohnten Wort »Stop«.

Wenn Sie das Liebesmuskel-Training schon beherrschen, können Sie beim zweiten oder dritten Durchgang versuchen, den PC-Muskel zu aktivieren, sobald Sie das Gefühl haben, die Kontrolle zu verlieren. Sollte es nicht klappen, lassen Sie sich keine grauen Haare wachsen. Funktioniert die Etappe 3 kein einziges Mal, wiederholen Sie die Etappe 2 noch einmal, bevor Sie die dritte Etappe erneut in Angriff nehmen.

Erst wenn Sie die Etappe 3 beherrschen und Ihr Penis gelernt hat, daß er sich in der Scheide»gefahrlos« aufhalten kann, ist grünes Licht für die vierte Etappe gegeben.

Vergessen Sie nicht, daß auch diese Übung noch immer nicht mit einem Orgasmus im Rahmen eines Koitus, sondern nur außerhalb von diesem beendet werden darf.

Vierte Etappe

Jetzt sind Ihnen die Bedingungen und Übungen schon so geläufig, daß nicht mehr viele Worte notwendig sind. Sie gestalten alles wie bisher und liegen auch diesmal am Rükken. Auch Ihre Partnerin ist wieder über Ihnen und führt den Penis ein.
Die Beckenbewegungen Ihrer Gefährtin dürfen nur leicht erfolgen. Kein forciertes Stoßen, durch das sie selbst zum Orgasmus kommen würde! Nach wie vor müßten Sie es sein, der das Tempo und die Intensität ihrer Bewegungen bestimmen darf. Wie immer sagen Sie »Stop«, wenn Sie eine herannahende Ejakulation spüren.
Seien Sie darauf gefaßt, daß Sie Ihrerseits das Bedürfnis haben werden, stoßende Beckenbewegungen zu machen. Beherrschen Sie sich! Ein forcierter Rhythmus würde Sie unweigerlich zum Orgasmus treiben. Der ist aber erst nach 15 Minuten erlaubt. Bis dahin gilt wie bisher: Gönnen Sie sich eine Pause, sobald Sie die Ejakulation herannahen fühlen. Nach etwa 15 Minuten dürfen Sie – endlich – jenem Bewegungsdrang nachgeben, der Sie schnurstracks dem Höhepunkt entgegentreibt.
Diese Übung stellt hohe Anforderungen an Sie und Ihre Partnerin. Es wäre durchaus normal, wenn Sie sie nicht auf Anhieb schaffen.
Falls diese Übung zu sehr erregt, bleibt es Ihnen überlassen, kleinere Abstufungen vorzunehmen. Führen Sie den Penis nicht ganz in die Vagina ein, sondern nur ein Stückchen. Gewöhnen Sie sich erst nach und nach daran, ganz drinnen zu sein. Im Falle dieser besonderen Sensibilität

sollten Sie einen Übungsgang einschieben und auch die Etappe 4 mit einem Orgasmus außerhalb des Koitus beenden. Im nächsten Übungsschritt können Sie dann nach den üblichen 15 Minuten jene stoßenden Beckenbewegungen zulassen, die zur Ejakulation führen.

Fünfte Etappe

Alles läuft wie gewohnt. Einziger Unterschied: Sie kommen endlich zu einem Positionswechsel, nämlich zu einem Verkehr in der Seitenlage. Auch diesmal sollten Sie 15 Minuten mit Pausen durchhalten, bis Sie Ihrem Drang zum Ejakulieren nachgeben dürfen.

Sechste Etappe

Beginnen Sie diese entscheidende Übung langsam: Spielen Sie ausgiebig miteinander und wechseln Sie die Positionen nach Lust und Laune, bis Sie schließlich zur Missionarsstellung übergehen.

Die Position Frau unten/Mann oben stellt eine große Belastungsprobe dar. Vermutlich werden Sie in dieser Lage dem stärksten Ejakulationsdruck ausgesetzt sein. Es ist also kein Malheur, sondern eher zu erwarten, daß es bei dieser Übung länger als bei den anderen dauert, bis Sie sie im Griff haben.

Wenn Sie es schaffen, den gewohnten Zeitraum von 15 Minuten mit etwa drei bis vier Unterbrechungen durchzuhalten, dürfen Sie sich beglückwünschen. Kleine Rückfälle brauchen Sie nicht aus dem Gleichgewicht zu bringen. Es schadet aber nicht, in diesem Fall immer wieder zur ersten Fassung der Etappe 4 zurückzugehen.

Der geplante Schnellschuß

Der amerikanische Sexualtherapeut ZILBERGELD empfiehlt eine zusätzliche Übung für die Ejakulationskontrolle, nämlich einen ganz bewußten Schnellschuß. Ejakulieren Sie mit Absicht so schnell wie nur möglich – schneller noch als vor Beginn der Übungen! Wenn Sie das können, haben Sie sich den Beweis geliefert, daß Sie den Ejakulationsvorgang zu beherrschen und zu steuern vermögen.

Und was ist mit Ihrer Gefährtin?

Bei den Übungen zur Ejakulationskontrolle geht es zwar vorwiegend um Sie als Mann, aber die Zeit bis zur vierten Etappe kann auch für Ihre Partnerin von großer Bedeutung sein. Wir haben in unserer Praxis immer wieder die Erfahrung gemacht, daß Frauen im Zuge der Übungen die Chance wahrnehmen, auch offen über ihre Vorstellungen von Stimulation zu sprechen. Viele Männer erfahren erst jetzt, welche Klitorisreizung ihre Partnerin wirklich mag! Da Sie etwas von ihr verlangen, wagt auch sie es, offen zu sagen, was sie bevorzugt bzw. ablehnt. Die Übungsphasen können also für beide eine kreative sexuelle Erfahrung darstellen.

Übung 12: Das Potenz-Training gegen Erektionsstörungen

Voraussetzung: Kurzentspannung, Mentales Training

Erotische Stimulierung – ja, Leistungsdruck – nein. Auf diesem Rezept beruht die erfolgreichste sexualtherapeutische Übung (MASTERS & JOHNSON, H. SINGER-KAPLAN).

Das Training verläuft in sechs Phasen:

1. Phase: Sinnliche Empfindung

Damit ist nichts anderes gemeint als das Zärtlichkeitstraining I, das in der Übung 8 genau beschrieben wurde. Sie müssen die Empfehlungen allerdings nicht so genau nehmen, wie es bei der Übung 8 notwendig ist. Seien Sie einfach unbefangen zärtlich miteinander, nachdem Sie die Übung 8 zur Anregung durchgelesen haben.

2. Phase: Sexuelle Erregung ohne Orgasmus

Hier handelt es sich um das Zärtlichkeitstraining II, das in der Übung 9 ausgeführt ist. Wie die vorhergehende Übung kann auch diese lockerer gestaltet werden. Entscheidend ist, daß Sie die genitale Stimulation, die Sie von Ihrer Partnerin bekommen, zwar erregen darf, aber nicht mit einem Orgasmus enden soll. Lesen Sie sich in Ruhe die Übung 9 durch und lassen Sie sich inspirieren.

3. Phase: Eindringen in der Position »Frau oben«

Es ist zwar noch immer nicht erlaubt, die Übung mit einem Orgasmus zu beenden, aber Sie sind schon nahe an der Lusterfüllung: Bitten Sie Ihre Partnerin – wie immer nach ausgiebigem Streicheln – sich auf Sie zu setzen. In der Position Mann unten/Frau oben führt nun Ihre Gefährtin Ihren Penis selbst in die Scheide ein. Auch wenn es Ihnen äußerst gut gefällt und Sie sofort den Impuls zum Stoßen spüren, dürfen Sie das noch nicht tun. Ihre Partnerin soll sich nur ein paar Mal auf- und abbewegen und dann wieder von Ihnen heruntergehen. Sie sollen das Zusammensein beenden, bevor Sie den Drang zum Ejakulieren spüren.

4. Phase: Orgasmus in der Position »Frau oben«

Sie verhalten sich wie bisher, vergessen also nicht auf das spielerische Streicheln »vorher«. Wenn Sie meinen, daß es nun genug sei, setzt sich Ihre Partnerin wieder auf Sie. Nun ist es soweit: Sie dürfen bis zu Ihrem Orgasmus beisammen bleiben.

5. Phase: Zwischenspiel

Alles verläuft wie gewohnt. Diesmal haben Sie in der Seitenlage Verkehr, den Sie bis zu Ihrem Höhepunkt auskosten dürfen.

6. Phase: Orgasmus in der Position »Mann oben«

Bravo! Sie haben es geschafft, wenn Sie in dieser Stellung Ihre Erektion bis zum Höhepunkt halten können.

Sie werden an der Art der Übungen erkannt haben, was beabsichtigt ist: Eine Zeitlang soll es nur darum gehen, sich gegenseitig zu streicheln, zu küssen und zärtlich miteinander zu reden. Sie als Mann sollen erfahren, daß Sie keine Erektion haben müssen. Die Erektionen werden sich nach und nach einstellen, vielleicht zwischendurch zurückgehen, aber immer wiederkehren. Dieses Freispielen vom zerstörerischen Leistungszwang genügt in all jenen Fällen, bei denen die Ursache der Erektionsstörung Versagensängste sind.
Wenn im Laufe der Übungen Ihre Erektion zurückgeht, ist das im Interesse der Therapie: Ihre Partnerin darf alles tun, um Sie wieder in Schwung zu bringen. Das wird gelingen. Damit haben Sie die Bestätigung, daß eine Erektion nicht für immer verloren ist, bloß weil sie einmal schwindet. Der

gefährliche, die Störung aufrechterhaltende, Zwang, eine Erektion kostbar beobachten und hüten zu müssen, ist überwunden. Sie werden dem Kommen und Gehen Ihrer Erektionen wieder mit Gelassenheit gegenüberstehen.
Die einzelnen Übungsphasen sollten beruhigend gestaltet und mindestens dreimal wiederholt werden. Die Potenzstörung gilt als endgültig behoben, wenn beide Partner vier Mal zum Orgasmus gekommen sind.
Falls es Ihnen mit Hilfe dieser Vorgangsweisen nicht gelingt, Ihre Erektionsstörungen zu beheben, könnten z. B. tiefliegende Sexualängste die Ursache dafür sein. Nicht wenige Männer haben unbewußt Angst davor, zu »funktionieren«. In diesem Fall werden Sie ohne therapeutische Hilfe vielleicht nicht auskommen.
Wie wichtig bei dieser Übung Ihre Partnerin ist, werden Sie wohl erkannt haben. Besprechen Sie mit ihr die Übungen, bevor Sie damit beginnen. Fragen Sie sie, welche Stimulation sie sich als Alternative zum Geschlechtsverkehr vorstellen könnte. Vielleicht erfahren Sie bei dieser Gelegenheit wichtige Dinge über die Art der klitoralen Reizung, die Ihre Geliebte bevorzugt. Vielleicht machen Sie neue, aufregende Erfahrungen mit Oralsex. In den Phasen, in denen Sie als Mann noch keinen Orgasmus haben dürfen, können Sie sich mit der Masturbation behelfen.

Übung 13:
So setzt Ihre Partnerin Sie unter Druck – die Preßtechnik gegen vorzeitigen Samenerguß

Voraussetzung: Jacobson-Kurzentspannung, Mentales Training

Erfahrungsgemäß bereitet diese Übung einige Schwierigkeiten. Zum einen ist es notwendig, sich über die Druckstärke genau zu verständigen, zum anderen ist die Preßtechnik nur schwer in den Geschlechtsverkehr einzubauen. Da es aber immer wieder Frauen und Männer gibt, die mit dieser Methode doch zu Rande kommen, wollten wir Sie Ihnen nicht vorenthalten. Ausprobieren!

Falls Sie und Ihre Partnerin sich entschlossen haben, die Preßtechnik anzuwenden, sollten Sie ihre Funktionsweise in der Übung 2 gemeinsam nachlesen.

Da es bei dieser Variante nicht Sie selbst sind, der den entscheidenden Druck auf den Penis ausübt, sondern Ihre Partnerin, müssen Sie sich auf ein Stop-Signal einigen. Wenn Sie spüren, daß die Ejakulation naht, geben Sie Ihrer Partnerin dieses Zeichen. Daraufhin beendet sie sofort die Stimulation und übt den Druck aus, wie in Übung 2 beschrieben.

Die Preßtechnik wird nach der vorherigen manuellen Übung von der Partnerin in der Position Frau oben/Mann unten angewendet.

Übung 14:
Stabilisierung der Erektion

Falls Sie instabile Erektionen haben und zu den Männern gehören, die es nicht ertragen, daß ihre Partnerin den schlaffen Penis berührt, ist diese Übung für Sie ein »must«. Wahrscheinlich sind Sie über die Vorstellung, Ihre Gefährtin mit Ihrem Häufchen Elend zu konfrontieren, entsetzt. Wenn das der Fall ist, sind Sie eines jener zahlreichen Opfer des Mythos, daß ein Mann immer und unter allen Umständen mit einem Penis brillieren müsse, der so hart wie eine Brechstange ist. Schon allein diese fixe Idee genügt, und Ihr gutes Stück duckt sich vor Schreck wie ein geschlagener Boxer im Ring.

Vielleicht wenden Sie jetzt ein, daß es Ihnen gar nicht angenehm sei, wenn Sie im schlaffen Zustand berührt werden. Das glauben wir Ihnen aufs Wort. Sie sind ja nicht daran gewöhnt, eins zu sein mit Ihrem erschlafften kleinen Freund. Jede noch so liebevoll gemeinte Berührung veranlaßt Sie dazu, den Ist-Zustand mit dem Soll-Zustand zu vergleichen und sich vor seelischer Pein noch mehr zu krümmen. So lange Sie diese Einstellung haben, können Sie Berührungen gar nicht erregen. Die wichtigste Voraussetzung ist also, daß Sie sich auch zu Ihrem ruhenden Liebesdiener bekennen. Gerade er verdient jede nur erdenkliche Aufmerksamkeit, wenn er Ihnen zu Diensten stehen soll.

Nach dieser kleinen Einleitung sollten Sie sich nun die Übung 3 gemeinsam durchlesen. Jetzt ist es Ihre Aufgabe, im Beisein Ihrer Partnerin eine Erektion – und mag sie auch noch so eindrucksvoll sein – wieder zu verlieren. In Übung 3 ist genau beschrieben, wie das vor sich gehen kann. Nun sind Sie aber mit Ihrem gefallenen Helden nicht allein, sondern mit Ihrer Partnerin zusammen. Sie ist am Zug: Sie soll sich liebevoll und ausgiebig mit dem ruhenden Zeichen Ihrer Männlichkeit spielen.

Nur keine Panik, die meisten Frauen tun das gar nicht ungern! Es gefällt ihnen, die zarte Haut des Penis zu erforschen, seine Anschmiegsamkeit auszukosten und seine Struktur zu studieren. So viel ungewohnte Zuwendung wird an Ihrem guten Stück nicht spurlos vorübergehen – es wird sich dehnen und strecken und von seiner schönsten Seite zeigen.

Auch wenn es Sie schmerzt, bitten Sie nun Ihre Partnerin, mit den Fingerspielen aufzuhören. Sie sollen Ihre Erektion verlieren! Wenn wirklich nichts mehr davon übrig ist, kann sie wieder von vorne beginnen.

Meist ist es schon bei einem zweiten Durchgang möglich, daß nicht mehr Gefühle der Scham und Peinlichkeit dominieren, sondern Empfindungen wahrgenommen werden, welche Ihre Liebste durch die Berührungen auslöst. Wenn es soweit ist, sind Sie schon einen entscheidenden Schritt weiter:

Falls wieder einmal kein Verlaß ist auf Ihre Erektion, wird Sie Ihr erschlaffter Penis nicht mehr aus dem Gleichgewicht bringen: Da Sie keine Energie mehr dafür aufbringen müssen, Ihre Schlappe möglichst zu verbergen oder zu überspielen, können Sie aufmunternde Berührungen genußvoll wahrnehmen und dadurch schnell wieder zu einer Erektion kommen.

Rechnen Sie damit, daß Sie zumindest beim ersten und zweiten Üben plötzlich das Gefühl haben, eine Erektion produzieren zu müssen. Distanzieren Sie sich sofort von diesem Impuls. Sprechen Sie eventuell mit Ihrer Partnerin darüber, was Ihnen jetzt so durch den Kopf geht.

Vielleicht genügen schon zwei Übungen, und Sie haben die Hürde genommen. Manchmal sind mehrere Übungen notwendig. Lassen Sie sich nicht entmutigen, der Aufwand lohnt sich.

9.
Vergebliche Liebesmüh': Wenn der Orgasmus ausbleibt

Helen SINGER-KAPLAN hat für diese Störung Übungen entwickelt, die auf jeden Fall einen Versuch wert sind. Auch bei der Paarübung gilt grundsätzlich dasselbe wie bei der Übung allein: »Ein Minimum an Ablenkung und Kontrolle, ein Maximum an Lust.«
Wenn Sie sich selbst mit der Hand stimulieren, kommen Sie zum Höhepunkt. Sie kommen aber nicht durch die Stimulation Ihrer Gefährtin und auch nicht beim Verkehr zum Orgasmus. Diese Störung ist für beide Teile frustrierend. Anfänglich ist eine Frau über das »Durchhaltevermögen« des Mannes begeistert, später leidet sie darunter, daß sie ihn vermeintlich nicht ausreichend reizen kann. Der betroffene Mann bemüht sich und rackert sich oft stundenlang ab, bis er schließlich entnervt aufgibt.

Übung 15: Paarübung gegen Ejakulationshemmung

Voraussetzung: Jacobson-Kurzentspannung, Mentales Training

Falls Sie zwar allein, aber nicht in Gegenwart Ihrer Partnerin ejakulieren können, sollten Sie folgendermaßen vorgehen:

1. Phase

Masturbieren Sie, wie Sie es bisher gewöhnt sind – also mit denselben Phantasien, gegebenenfalls auch mit einer Gleitcreme. Ihre Partnerin befindet sich währenddessen soweit weg, wie es Ihre Wohnung erlaubt. In den nächsten Tagen masturbieren Sie wie gewohnt, während Ihre Partnerin sich Ihnen immer weiter nähert. Schließlich befindet Sie sich im selben Raum wie Sie, während Sie versuchen, bis zur Ejakulation zu masturbieren.

2. Phase

Wenn Sie in Anwesenheit Ihrer Partnerin zum Orgasmus kommen, gehen Sie zur nächsten Stufe über: Sie stimulieren sich selbst und schlafen dann mit Ihrer Geliebten. Nachdem sie Ihren Höhepunkt erreicht hat, verlassen nun Sie den Raum und bringen sich allein zum Orgasmus. Damit ist zumindest eine Koppelung von Geschlechtsverkehr und dem Orgasmus durch Selbststimulation hergestellt.

3. Phase

In dieser Phase übernimmt Ihre Partnerin die Stimulation Ihres Penis bis zum Orgasmus. Wenn Sie dabei Schwierigkeiten haben, können Sie folgenden Trick probieren: Nehmen Sie den Penis in Ihre Hand, während die Hand Ihrer Partnerin die Ihre umfaßt und so die Bewegungen mitmacht. Wenn Sie auf diese Weise zum Orgasmus kommen, ist ein großer Erfolg erreicht. Vergessen Sie nicht, sich während der Übungen ganz und gar Ihren Phantasien hinzugeben! Phantasien sind die beste und einfachste Methode, die hemmende Selbstkontrolle zu umgehen.

4. Phase

Falls Sie schon durch die Hand Ihrer Partnerin zum Orgasmus kommen können, dürfen Sie sich weiter vor wagen: Lassen Sie sich von Ihrer Partnerin stimulieren, während Sie sich von Mal zu Mal dem Scheideneingang immer mehr nähern. In dieser Phase erfolgt der Orgasmus noch außerhalb der Vagina.

5. Phase

Jetzt ist es soweit, daß im Augenblick des Orgasmus der Penis in die Scheide eingeführt werden soll. Auch das übernimmt Ihre Partnerin.

6. Phase

Wieder werden Sie von Ihrer Partnerin stimuliert, jedoch nicht bis knapp zu Ihrem Höhepunkt. Versuchen Sie schon wesentlich früher einzudringen. Während Sie sich in der Scheide bewegen, sollte Ihre Gefährtin gleichzeitig Ihre Peniswurzel mit der Hand reizen.

7. Phase

Sobald Sie durch diese Form des Verkehrs stark erregt werden, können Sie versuchen, auch den Orgasmus in der Scheide zu erleben. Gehen Sie folgendermaßen vor: Wenn Sie spüren, daß Sie maximale Erregung erreicht haben, signalisieren Sie Ihrer Partnerin, daß sie die gleichzeitige manuelle Stimulation Ihres Penis beenden soll. Versuchen Sie nun, den Orgasmus allein durch die Koitusbewegungen zu erreichen. Hier noch einmal die wichtigsten Stufen dieser komplizierten Übung:

- Ablenkung von der Selbstbeobachtung durch Phantasien
- Stufenweise Annäherung der Partnerin während der Selbststimulation
- Anwesenheit der Partnerin während der Stimulation

- Manuelle Stimulation durch die Partnerin
- Orgasmus durch die Stimulation durch die Partnerin
- Orgasmus immer näher der Scheidenöffnung
- Orgasmus durch die Stimulation der Partnerin vor der Scheidenöffnung
- Einführen des Penis durch die Partnerin
- Ejakulation in der Scheide

Achtung: Sobald Sie die Phase erreicht haben, in der Ihre Partnerin die Stimulation übernommen hat, sollte Ihr Penis für Sie tabu sein. Keine Masturbation ohne Ihre Gefährtin! Natürlich ist auch jede Ejakulation nur in ihrer Gegenwart erlaubt.

Die Übung stellt an beide Partner hohe Ansprüche hinsichtlich Geduld und Konsequenz. Sollten Sie trotz dieses Einsatzes nicht weiterkommen, wäre eine Therapie sinnvoll.

10.
Die Liebe ist da, die Lust fehlt

Abgesehen von einem altersbedingten natürlichen Nachlassen der sexuellen Triebkraft, können Sie davon ausgehen, daß ein plötzlicher Lustmangel nicht ohne Grund besteht, sondern seine »Geschichte« hat. Es gibt viele mehr oder weniger tiefliegende Gründe dafür, daß das sexuelle Verlangen eingeschlafen ist: existentielle Sorgen, Arbeitslosigkeit, Pensionsschock, Depression, Streß, verdrängte Partnerschaftskonflikte, sexuelle Monotonie, Verleugnung persönlicher erotischer Wünsche usw. Natürlich können auch gesundheitliche Störungen und Drogenmißbrauch zu sexuellem Desinteresse führen.
Genausogut ist es möglich, daß es keinen faßbaren Grund gibt. Da liegt die Frau, die Sie lieben und die Ihnen auch gefällt, nackt neben Ihnen und bei Ihnen rührt sich nichts. Sendepause. Sie haben nicht einmal mehr erotische Phantasien. In Ihrer Beziehung sind Sie nicht unglücklich. Eigentlich sollten Sie zufrieden sein und den Sex genießen, den Ihnen Ihr vitaler Körper erlauben würde. Denn der Arzt, den Sie in Ihrer Not bereits aufsuchten, sagte Ihnen klipp und klar, daß keine gesundheitlichen Ursachen für Ihre sexuelle Appetitlosigkeit verantwortlich seien. Was dann? Machen Sie erst unsere Problemanalyse!

Übung 16:
Die Problemanalyse

1. Schritt: Zeitliche Zusammenhänge herstellen

Versuchen Sie herauszufinden, seit wann Ihre Lustlosigkeit besteht. Wenn Sie einen bestimmten Zeitpunkt identifizieren können, werden Sie sich vielleicht an ein Ereignis oder an eine tiefgreifende Veränderung in Ihrem Leben erinnern.

2. Schritt: Bedürfnisse feststellen

Unzufrieden sein bedeutet meist, daß sich verborgene oder unterdrückte Teile der Persönlichkeit melden. Zum Beispiel: Ich habe Bedürfnis nach Abwechslung, Schönheit, Jugend, Macht, Zärtlichkeit, Anerkennung, Spannung, Neuem ...

3. Schritt: Ist-Zustand klären

Wie sieht Ihre augenblickliche Lebenslage aus? Werden Ihre Bedürfnisse erfüllt? Welche Funktionen haben Sie in Ihrer Beziehung? Welche Funktion hat Ihre Partnerin? Verteilen Sie »Familienrollen«: Geliebte, Schwester, Mutter, Vater usw. Wäre es möglich, daß zuviel Nähe und Vertrautheit zu einem Rollenwandel führte? Vielleicht sind Sie für einander eher Bruder und Schwester oder Sohn und Mutter, als Geliebter und Geliebte?

4. Schritt: Soll-Zustand überlegen

Jetzt geht es darum, daß Sie einen Zustand definieren, der Sie weitgehend zufriedenstellen würde. Fragen Sie sich wieder: Welche Rolle habe ich, welche meine Partnerin?

5. Schritt: Erarbeiten von Lösungen

In dieser Phase werden verschiedene Lösungen überlegt, mit deren Hilfe Sie Ihr Ziel erreichen können: Brauchen Sie neue Impulse für Ihren Alltag? Sollten Sie beide neue

Interessen suchen, um wieder Gemeinsames zu haben? Brauchen Sie ein Hobby, damit Sie einander wieder von anderen Seiten sehen? Könnten neue Freundschaften Anregungen bringen? Wäre es sinnvoll, wenn jeder mehr allein unternimmt?

6. Schritt: Lösungsmöglichkeiten diskutieren

Lösungsmöglichkeiten können erst dann richtig beurteilt werden, wenn sie mit der Partnerin diskutiert werden.

7. Schritt: Lösungsmöglichkeiten entscheiden

Diese Phase ist schwierig, denn sie führt zu einer konkreten Veränderung der Lebenssituation.

8. Schritt: Schritte und Maßnahmen festlegen

In dieser Stufe legen Sie Schritte und Maßnahmen fest, die zur Durchführung der gewählten Lösungen notwendig sind.

Entdecken Sie einander neu

Im Laufe der Jahre werden Partner blind füreinander. Man sieht nicht mehr die ausdrucksvollen Augen, sondern die Fettpölsterchen an den Hüften. Man hat kein Ohr mehr für das ansteckende Lachen, sondern nur noch für die bösen Töne. Kein Wunder, daß unter diesen Bedingungen das sexuelle Verlangen einschläft. Sie können es wecken, indem Sie einander wieder so wie damals, als Sie noch verliebt ineinander waren, positiv wahrnehmen.
Mit dieser ebenso einfachen wie erfreulichen Übung gelingt das.

Übung 17:
Die »Herzerltage«

Sie und Ihre Partnerin schreiben getrennt voneinander kleine, leicht erfüllbare Wünsche auf. Zum Beispiel ein Päckchen einer bestimmten Zigarettensorte, eine Nackenmassage, eine ausgefallene Zeitschrift, ein Kompliment usw. Die Wunschliste wird nun so auseinandergeschnitten, daß jeder Wunsch auf einem Zettelchen steht. Dieses Zettelchen wird zu einer kleinen Papierrolle – wie ein Los – geformt. Jeder von Ihnen gibt nun seine Wunschlose in eine kleine Schachtel.

Ein- bis zweimal in der Woche zieht jeder aus der Schachtel des anderen ein Los und erfüllt den darauf vermerkten Wunsch. So hat jeder von Ihnen ein bis zwei »Herzerltage« pro Woche, an denen etwas geschieht, worüber Sie sich freuen. Der Erfolg dieser kleinen Bemühungen ist phänomenal: Indem die Partnerin etwas tut, was Ihnen Freude macht, aktivieren Sie wieder Ihre positive Wahrnehmung. Plötzlich sehen Sie an ihr wieder all jene Vorzüge, die Sie schon einmal entzückten. Umgekehrt funktioniert es natürlich genauso – auch Ihre Partnerin wird Sie wieder in einem anderen Licht sehen.

Diese Aktivierung der gegenseitigen positiven Wahrnehmung emotionalisiert nicht nur das Beziehungsklima, sie schürt auch das sexuelle Verlangen.

11.
Spiele für Erwachsene

Zuviel Nähe, zuviel Vertrautheit, zu wenige neue Reize – das ist der Cocktail, aus dem »Lustlosigkeit« oft gemixt ist. Natürlich können neue Eindrücke der gemeinsamen Sexualität neue Impulse geben. Aber ausgebuffte sexuelle Spielchen zu probieren, ohne auch die Partnerschaft zu beleben, bringt nur kurzfristig Erfolg.

Viele Paare haben schon nach ein paar Jahren mit dem Problem der Abstumpfung zu kämpfen. Man schätzt und achtet einander, aber im Laufe der Zeit macht sich die spielerische Freude an der Lust auf leisen Sohlen davon. Aber Sex ist nicht wertvoller und verbindender, nur weil er gleichförmig ist! Im Gegenteil – fröhliche Liebesspiele sind die sicherste und angenehmste Methode, die seelische und körperliche Nähe lebendig zu erhalten.

Vielleicht sagen Sie jetzt: »Mit Spielen schlägt man die Zeit tot. Spielen ist sinnloser Energieverlust.« Das stimmt nicht. Bringen Sie einander ins Spiel! Durch das Zusammenspiel Ihrer Wünsche und Gefühle können Sie nur gewinnen. Vor allem in einer lustlosen Partnerschaft können Sie spielerisch zu mehr Nähe, Verständnis und Harmonie gelangen.

In den USA lernen Erwachsene in Spielseminaren einander und auch sich selbst auf eine Weise zu begegnen, die Probleme zur Sprache bringen und lösen kann. Lassen Sie uns also mit dem Gedanken spielen, welche Spiele das Leben – auch das Liebesleben – mit all seinen Schwierigkeiten erleichtern könnten.

Übung 18: Das Doktorspiel

Erinnern Sie sich noch an das Doktorspiel, das Sie als Kind in aller Heimlichkeit praktizierten? Jetzt, als erwachsener Mann, sollten Sie sich zu Doktorspielen entschließen! Nicht nur deshalb, weil man Ihnen als Kind dieses sinnvolle Anfreunden mit dem eigenen Körper verboten hat und weil Sie nun den spielerischen Umgang mit ihm nachlernen können – Doktorspiele helfen auch, Ihre Selbsteinschätzung zu korrigieren.

Viele Männer entdecken erst im entspannten Spiel, daß ihr Geschlechtsorgan nicht die einzige erogene Zone ihres Körpers ist. Eine Frau kann vielleicht lernen, das Liebesorgan ihres Partners ohne Scheu zu betrachten und zu berühren. Umgekehrt kann sich ein Mann von seiner Partnerin abschauen, wie sie sich selbst berührt, wo sie sich zart und wo sie sich beherzter anfaßt.

Wie man Doktorspiele durchführt? So selbstverständlich wie Kinder es tun. Eine Frau und ein Mann berühren und begutachten einander und gestehen sich dabei ihre Empfindungen und Gedanken.

In aller Unschuld und ohne sich in der Realität korrigiert und damit abgewertet zu fühlen, kann man im Spiel versteckte Hinweise der Partnerin akzeptieren. Ein Spiel ist ja nicht das »gewöhnliche« Leben. Im Spiel können Sie tun, wofür Sie »draußen« vielleicht ausgelacht oder bestraft werden.

Übung 19: Zärtliches Gerangel

Sie können auch noch ein anderes Spiel aus Kindertagen aufgreifen: das Herumbalgen. Was sich liebt, das neckt sich! Beim zärtlichen Gerangel entsteht nicht nur die sogenannte »Muskelerotik«, welche die sexuelle Erregung steigert, es können auch verdrängte aggressive Impulse auf harmlose Weise ausagiert werden. Man kann geheime Vorstellungen von Angriff und Unterwerfung ausleben, und man kann zupacken oder sich packen lassen. Es ist ja alles nur Spiel! – Aber der unrealistische Charakter des Spieles schmälert nicht seinen realistischen Wert. Im Gegenteil: Nur das Spiel hat den Vorteil, daß ein »Sieg« zwar ein Sieg ist, aber eine »Niederlage« keine Niederlage.

Übung 20: »Ich bin du«

Das Prinzip dieses Spieles besteht darin, die Rollen von Mann und Frau zu tauschen. Eine Begegnung, bei der der Mann die Frau und sie der Mann ist, ist für beide Beteiligte eine Chance, erotische und zwischenmenschliche Erfahrungen zu erweitern. Ein Mann wüßte endlich, wie eine Frau fühlt, wenn sie verführt oder »genommen« wird. Eine Frau könnte vielleicht ihre verdrängte Lust am sexuellen Angriff – nach wie vor ein Privileg der Männer! – ausleben. Durch das Spiel können Sie auch Wichtiges und Entscheidendes über sich erfahren! Auf jeden Fall kommen zwei Menschen, die die Rollen getauscht haben, einander auf einer Ebene nahe, die ihnen der übliche Kontakt verwehrt.

Übung 21: Wonne in der Wanne

»Eitel Wonne und Waschtrog« kann es für Sie werden, wenn Sie Ihr Badezimmer zur Spielwiese machen. Für die Wonne in der Wanne sind einige Vorbereitungen notwendig: Sorgen Sie dafür, daß der Boden des Badezimmers nicht kalt und unfreundlich ist. Wenn Sie keinen Badezimmerteppich haben, legen Sie einfach dicke Handtücher auf. Zu einem stimmungsvollen Bad gehören Musik und gedämpftes Licht. Wenn es dunkel ist, zünden Sie Duftkerzen an! – Kein Sex in der Wanne! Geschlechtsverkehr im Badewasser kann unangenehme Infektionen auslösen.

Übung 22: Das Liebesspiel

Auch das Vorspiel, das dem eigentlichen Liebesakt vorangehen sollte, gehört zu den Spielen, die Erwachsene sich gönnen sollten. »Vorspiel« heißt ja, wie das Wort schon sagt, »vorher spielen«. Das Entscheidende dabei ist nicht der sexuelle Genuß. Das Wesen des Vorspieles besteht darin, Wärme, Nähe, Geborgenheit und Entspannung entstehen zu lassen. Ein Vorspiel birgt den Reiz des Annäherns und Sich-Entziehens und jede Menge Vergnügen in sich. Egal, ob man einander im Laufe eines Liebesspieles badet, füttert oder streichelt, man erlebt den Partner in einer anderen Rolle, sieht ihn mit fremden Augen und schafft damit eine ebenso wirksame wie natürliche Reizverstärkung und -erneuerung.
Außerdem empfindet man das Vorspiel als gezielte Zuwendung. Durch das Gefühl, geliebt und begehrt zu werden, erhöht sich das Selbstwertgefühl, was nun seinerseits wieder eine positive Rückwirkung auf die Erregbarkeit hat.

Wie findet man als Erwachsener den spielerischen Umgang miteinander? Durch Handeln. Sie können Ihrer Partnerin ein Spiel nicht befehlen – es sollte sich entfalten. Machen Sie ohne viel Aufhebens einen konkreten Anfang. Wenn Sie den ersten Schritt tun, wird kaum eine Frau der Gelegenheit widerstehen, zu jenen lustvollen Augenblicken der Kindheit zurückzukehren, als man in aller Unbefangenheit noch das tat, wonach einem zumute war.

Übung 23: »Ich bin dir ausgeliefert«

Lassen Sie sich die Augen mit einem seidenen Tuch verbinden. Ihre Partnerin soll Sie nun langsam und sanft (darauf kommt es an) bis zum Höhepunkt stimulieren. Keine hastigen, forcierten Liebkosungen! Wechseln Sie dann die Rollen. Sie können dieses raffinierte Spiel des passiven Genießens steigern, indem Sie sich die Hände locker hinter dem Kopf fesseln lassen.

Übung 24: »Fremde im Bett«

Eine häufige Form der Lustlosigkeit ist der Verlust des sexuellen Interesses, sobald eine neue Beziehung halbwegs vertraut ist. Obwohl Sie auch in diesem Fall eine Therapie weiterbrächte, können Sie folgendes versuchen: Spielen Sie mit Ihrer Gefährtin das Spiel »Die Fremde in meinem Bett«. Tun Sie so, als ob Sie einander gerade erst kennengelernt hätten! Ihrer und der Phantasie Ihrer Partnerin sind keine Grenzen gesetzt. Sie können einander siezen, in fremde Rollen schlüpfen oder als scheinbar Fremde Verhaltensweisen ausprobieren, zu denen Sie sonst nicht den Mut fänden.

12.
Kleine Tricks mit großer Wirkung

Wenn Sie zu schnell sind

- ⇨ Gestalten Sie den Liebesakt mit Intervallen, Distanzen und Trennungen! Atmen Sie tief durch, entspannen Sie die Bauchmuskulatur und stellen Sie sich vor, daß Sie die Luft durch den Penis in den Körper saugen, sobald die Erregung ansteigt. Schmusen Sie mit Ihrer Partnerin, streicheln Sie sie. Wenn Sie Ihre Geliebte mit Hilfe von Liebkosungen weiterhin erregen, genügt das nächste Zusammensein, um ihr den letzten Schub zum Orgasmus zu geben.
- ⇨ Sprechen Sie ein offenes Wort mit Ihrer Partnerin und bitten Sie sie um Unterstützung: keine stoßenden, rotierenden Bewegungen mehr von ihr, wenn Sie merken, daß Sie in die Gefahrenzone geraten. Wenn Ihre Partnerin vorübergehend stillhält, können Sie sich wieder fangen.
- ⇨ Versuchen Sie, Ihre unterschiedlichen Sexualrhythmen mit einem Stellungswechsel anzugleichen. Eine Positionsänderung unterbricht nicht nur den Lustaufbau des Mannes, der in der Direttissima zum Orgasmus führen würde, in der Position Frau oben/Mann unten fällt Ihnen die Ejakulationskontrolle leichter.
- ⇨ Langes Warten auf Sex, dann eine kurze Explosion und alles ist vorbei – ein zweites Mal ist oft nicht drin und die Lust der Frau bleibt auf der Strecke. Die Lösung: Sie können Ihre Partnerin vor dem Verkehr mit der Hand oder Mund so oft zum Orgasmus bringen, wie sie es sich wünscht! Ein explosiver Liebesakt kann dann sogar sehr aufregend sein.

- ⇨ Um ejakulieren zu können, müssen die Hoden durch das Zusammenziehen des Hodensackes an den Körper herangezogen werden. Wenn Sie spüren, daß Sie sich dem Höhepunkt zu schnell nähern, halten Sie Ihre Hoden vom Körper weg.
- ⇨ Durch eine lange Enthaltsamkeitspause und einen hohen Erwartungsdruck kann es zu Ängsten kommen, die anfänglich Potenzstörungen verursachen. Mit zunehmender Sicherheit sollte sich das aber legen. Wenn nicht, müßte eine Therapeutin oder ein Therapeut klären, ob es nicht schon früher Ängste und Störungen gab, die der Grund der längeren Enthaltsamkeit waren.

Wenn Sie die Erektion immer wieder verlieren

- ⇨ Entfernen Sie Ihren Penis nicht aus der Scheide Ihrer Geliebten, bleiben Sie ruhig in ihr. Genießen Sie das warm-feuchte Nest. Schmusen Sie mit Ihrer Liebsten, sprechen Sie zärtlich mit ihr – die Chance, daß »er« wieder zu Kräften kommt, ist »drinnen« wesentlich größer als draußen, wo es kalt ist und sich das Häufchen Elend kritischen Blicken ausgesetzt fühlt.
- ⇨ Sollte Ihr gutes Stück beim Liebesspiel nur halbherzig mitmachen, sollten Sie trotzdem – auch halb erigiert – eindringen, damit eine volle Erektion schneller zustande kommt.
- ⇨ Fesselspiele bündeln die Lustgefühle am rechten Fleck und intensivieren die Erektion. Es kommt nicht darauf an, Schmerzen zu erleiden, sondern den passiveren Partner langsam und zärtlich zu stimulieren! Alles was einschneidet, streckt oder verrenkt, ist lustmindernd. Strümpfe als Fessel sind ungeeignet, sie lassen sich nicht schnell lösen. Besser: Seidenschals, Stoffgürtel oder Kordeln.

- ⇨ Falls Sie durch zärtliches Streicheln beim Vorspiel einen Lachreiz bekommen, bitten Sie Ihre Partnerin mit ihren Liebkosungen innezuhalten, sobald der Reiz auftaucht. Sprechen Sie mit ihr über die Gedanken und Gefühle, die Sie in diesem Moment haben. Erst dann soll sie die Stimulation fortsetzen. Ihr Lachreiz ist eine Spannungslösung, die Sie nicht mehr brauchen, sobald Ihre Angst vor dem Anschwellen der sexuellen Erregung und der Hingabe kleiner wird.
- ⇨ Massieren Sie einmal täglich Ihre Hoden, indem Sie jeden Hoden für jedes Lebensjahr einmal leicht drücken – das regt die Durchblutung an.

13.
Wie Sie mit den richtigen Worten eine heikle Situation retten können

Sex ist die sensibelste Form der Kommunikation und entsprechend störungsanfällig. Jeder von uns weiß, daß es problematisch ist, ein sexuelles Problem zu haben und sich vor der Partnerin rechtfertigen zu müssen. Sie leiden entsetzlich, Ihr sexuelles Selbstwertgefühl zerbricht, und obendrein fehlen die passenden Worte. Besonders schlimm ist es, wenn Sie bei einer neuen Bekanntschaft versagen. Nur die wenigsten Männer können in so einer Situation geduldigen Optimismus aufbringen und zur Tagesordnung übergehen.

In der Mehrzahl der Fälle versuchen die Betroffenen verzweifelt, sich mit hektischer Aktivität über die Notlage zu spielen. Davon raten wir Ihnen ab! Angestrengtes sexuelles Agieren macht richtiges Reagieren immer schwieriger. Andererseits verunsichert und belastet ein Störungsfall, der nicht angesprochen wird, beide Beteiligte.

Auch die dritte Strategie ist nicht empfehlenswert: Sich selbst aus der Affäre zu ziehen, indem Sie die Frau zur Schuldigen stempeln. Was also tun?

⇨ Erste Regel: Machen Sie kein Theater daraus.

⇨ Zweite Regel: Damit die Intimität gewahrt bleibt und Leistungsdruck und Ängste minimiert werden, sollte das jeweilige Problem nur kurz erwähnt und entkatastrophiert werden.

Die besten Methoden zur Sturmentwarnung haben wir für Sie aus der Fachliteratur zusammengetragen:

- Sie kommen nicht zum Höhepunkt: »Du kannst es dir vielleicht nicht vorstellen, aber für mich ist es auch schön, wenn ich dich spüre und keinen Orgasmus habe.«
- Sie kommen zu schnell: »Ich hätte gerne länger durchgehalten, aber am Anfang passiert das halt. Wie ist es dir damit gegangen?« Oder: »Mir geht es immer so. Aber ich kann dich ja auch anders glücklich machen.«
- Sie können die Erektion nicht aufrecht erhalten: »Ich glaube, du erregst mich zu sehr. Wenn ich weniger unter Druck bin, wird es klappen.«
- Sie bekommen keine Erektion: »Ich habe Lust auf dich, aber ich weiß von früher, daß ich lieber abwarten soll, bis ich nicht mehr gestreßt/abgelenkt/aufgeregt bin. Aber vielleicht kann ich etwas für dich tun.«
- Egal, welches sexuelle Dauer-Problem Sie haben – bleiben Sie bei der Wahrheit. Sagen Sie: »Um ehrlich zu sein, ich war immer schon zu schnell. Bisher wußte ich nicht, wie ich damit umgehen soll. Aber jetzt habe ich Ideen. Du wärst dabei wichtig für mich.«

Grundsätzlich gilt: Seien Sie lieb zu Ihrer Gefährtin! Wenn Sie Ihren Frust durch Aggression abreagieren, erreichen Sie gar nichts. Sie werden Ihre Geliebte nicht als Partnerin für Übungen gewinnen, und Sie werden sich schlecht und einsam fühlen.

Noch eine letzte, eiserne Regel: Auch wenn Ihr gutes Stück nicht zu Mannestaten aufgelegt ist, gibt es immer noch andere Möglichkeiten, eine Frau sexuell zufriedenzustellen. Sie haben zwei Hände und eine Zunge. Machen Sie Gebrauch davon!

14.
Tips zu Beratung und Therapie

- Gedruckte Ratschläge können das Gespräch mit einer Therapeutin oder einem Therapeuten nicht immer ersetzen.
- Wenn Sie feststellen müssen, daß Sie Ihr Problem weder durch Einsichten noch durch Verhaltensänderungen bessern konnten, sollten Sie das Gespräch mit einem Klinischen Psychologen mit einer therapeutischen Zusatzausbildung suchen.
- Sie haben die Möglichkeit, sich vorerst in einer öffentlichen Beratungsstelle gratis darüber zu informieren, welche Form der Therapie für Ihr Problem sinnvoll wäre. Vielleicht helfen Ihnen auch schon die fachlichen Auskünfte weiter, die Sie in bezug auf Ihr Problem bei der Beratungsstelle bekommen. Eine telefonische Voranmeldung ist in der Regel notwendig.
- Informieren Sie sich auch, ob die Therapeutin oder der Therapeut eingetragenes Mitglied in einem Dachverband ist, also über eine anerkannte Ausbildung verfügt, und ob sie oder er ausreichende Erfahrung mit der Therapie sexueller Probleme hat.
- Entscheiden Sie sich nicht schon am Telefon, sondern erst nach einem Erstgespräch, ob Sie mit ihr oder ihm arbeiten wollen. Wenn ja, lassen Sie sich die geplante Vorgangsweise erklären und die voraussichtliche Therapiedauer nennen. Falls Sie sich mit Ihrem Problem bei der Therapeutin oder dem Therapeuten nicht gut aufgehoben fühlen oder den Eindruck haben, daß sie oder er durch die sexuelle Thematik verunsichert wird, sollten Sie einen neuen Kontakt suchen.

Kontaktadressen/Sexualberatungsstellen

ÖSTERREICH

Wien

Familienwerk der
Katholischen Aktion
Stephansplatz 6/3/13
1010 Wien
Tel.: 1/512 10 54

Katholisches Familienwerk
Ehe-, Familien- und
Lebensberatung
Ungargasse 3/I/42
1030 Wien
Tel.: 1/713 54 19

Magistrat der Stadt Wien
Neutorgasse 15
1010 Wien
Tel.: 1/531 14-851 52

Amt für Jugend u. Familie
Tel.: 1/313 24/279

Sexualtherapeutische Ambulanz in der Klin. Abt.
f. allg. Psych.
Allgemeines Krankenhaus
Tel.: 1/404 00/35 47

Psychoanalyt. Beratungsstelle des Wr. Arbeitskreises f. Psychoanalyse
Berggasse 17
1090 Wien
Tel.: 1/319 35 66

Niederösterreich

Allgem. Öffentliches
Krankenhaus Mistelbach
Liechtensteinstraße 67
2130 Mistelbach
Tel.: 02572/3341-3802

Oberösterreich

Verein für Jugend- u.
Familienberatung »Bily«
Weissenwolffstraße 17a
4020 Linz
Tel.: 0732/77 04 97

Salzburg

Sexualberatungsstelle
Auerspergstraße 10/30
5020 Salzburg
Tel.: 0662/87 08 70

Steiermark

Institut f. Familienberatung und Psychotherapie
Franz-Josef-Straße 1/I
8200 Gleisdorf
Tel.: 03112/5654

Tirol

Sexualberatungsstelle
Anichstraße 24
6020 Innsbruck
Tel.: 0512/58 08 71

Vorarlberg

Sexualberatungsstelle
Schießstätte 14
6800 Feldkirch
Tel.: 05522/759 02-0

Nennung von Psychologen, Psychotherapeuten:

Bundesverband Österreichischer Psychologen
Tel.: 1/407 26 71

Österreichischer Bundesverband f. Psychotherapie
Tel.: 1/51 21-70 90

Arbeitsgemeinschaft für Verhaltensmodifikation
Tel.: 0662/87 46 03

Österreichische Gesellschaft für Verhaltenstherapie
Tel.: 1/911 22 50

DEUTSCHLAND

Zentrale Auskünfte über Niederlassungen in allen Bundesländern bei:
Pro Familia

Nennung von Psychologen, Psychotherapeuten:

Bundesverband Deutscher Psychologen, Bonn

Deutsche Gesellschaft für Verhaltenstherapie, Tübingen

SCHWEIZ

Pro Familia/Association Suisse de planning familia education sexuell (ASPFES)
Gueta 7
CH-1073 Savigny

Univ.Spital Zürich
Sexualberatungsambulanz
CH-8091 Zürich

Literatur

ABRAHAM, K.: Über Ejaculatio praecox (1917). In: Gesammelte Schriften Band 1. Frankfurt/M. 1974.

ARENTEWICZ, G./SCHMIDT, G. (Hrsg.): Sexuell gestörte Beziehungen. 3. Auflage. Stuttgart 1993.

CAMPBELL, J.: Mythologie der Urvölker. Basel 1992.

CHRISTMANN, F.: Psychotherapie funktioneller Sexualstörungen. In: CHRISTMANN, F.: Heterosexualität: Ein Leitfaden für Therapeuten. Berlin 1988.

DUERR, H. P.: Obszönität und Gewalt. Der Mythos vom Zivilisationsprozeß. Frankfurt/M. 1993.

FREUD, S.: Drei Abhandlungen zur Sexualtheorie (1905).

FREUD, S.: Massenpsychologie und Ich-Analyse (1921).

FREUD, S.: Totem und Tabu (1913).

FREUD, S.: Die Traumdeutung (1900).

FRISCHAUER, P.: Knaurs Sittengeschichte der Welt. Bd I. Zürich 1968.

HAHLWEG, K./SCHINDLER, L./REVENSTORF, D.: Partnerschaftsprobleme und Therapie. Berlin–Heidelberg–New York 1982

HOFFMANN, W.: Die Garfield-Jugend. Erziehung am Ende. Recklinghausen 1992.

HOYNDORF/REINHOLD/CHRISTMANN: Behandlung sexueller Störungen. Weinheim 1995.

INSTITORIS, H./SPRENGER, J.: Der Hexenhammer (Malleus maleficarum). München 1985.

KOCKOTT, G. (Hrsg.): Sexuelle Störungen. München–Wien–Baltimore 1977.

LEWIN, B.: Das Hochgefühl. Frankfurt/M. 1982.

MALINOWSKI, Bronislaw: Das Geschlechtsleben der Wilden in Nordwest-Melanesien. Frankfurt/M. 1979.

MASTERS & JOHNSON: »Die sexuelle Reaktion«. Reinbek 1970.

MASTERS & JOHNSON: Impotenz und Anorgasmie – Zur Therapie funktioneller Sexualstörungen. Frankfurt/M. 1973.

MILLER, A.: Am Anfang war Erziehung. Frankfurt/M. 1983.

NUNBERG, H.: Allgemeine Neurosenlehre. Bern–Stuttgart–Wien 1975.

SCHMIDT, G.: Das Verschwinden der Sexualmoral. Hamburg 1982.

SENGER, G.: Was heißt schon frigid! Genf–München 1993.

SENGER, G./HOFFMANN W.: Österreich intim. Wien 1993.

SIGUSCH, V.: Therapie sexueller Störungen. Stuttgart 1980.

SIMON, W.: Devianz als Geschichte. Die Zukunft der Perversion. Zeitschrift für Sexualforschung 8 (1995), S. 101–121.

SINGER-KAPLAN, H.: Hemmungen der Lust. Stuttgart 1981.

SINGER-KAPLAN, H.: Sexualtherapie. Stuttgart 1979.

STIGLMAYER, A.: Massenvergewaltigung. Krieg gegen die Frauen. Frankfurt/M. 1995.

STOLLER, R. J.: Perversion. Die erotische Form von Haß. Reinbek 1979.

ULRICH, E.: »Training und Beanspruchung«. Bd 3. Beiträge zum Mentalen Training. Frankfurt/M. 1973.

ZILBERGELD, B.: Männliche Sexualität. München 1983.

ZILBERGELD, B.: Die neue Sexualität der Männer. Tübingen 1994.

ZIMMER, D.: Sexualität und Partnerschaft. München–Wien–Baltimore 1985.

Die statistischen Angaben stammen aus den Studien:

IFAT – INSTITUT FÜR ANGEWANDTE TIEFENPSYCHOLOGIE (1993): Österreich intim (n = 3959).

WIDOWITZ E./SCHRAMEK T./JURECKA U./PORPACZY N./PORPACZY P. (1992): Psychologische Diagnostik – integriert in eine sexual-medizinisch-urologische Ambulanz. Ludwig Boltzmann-Institut und Allgemeine Poliklinik der Stadt Wien (n = 202).

Deutické

A-1015 Wien, Hegelgasse 21

Zweite Auflage, Wien–München 1997
Umschlaggestaltung: Robert Hollinger
Umschlagfoto: Günter Menzl
Lektorat: Karina Matejcek & Iris Pawlitschko
Herstellung: Josef Embacher
Druck: MANZsche Buchdruckerei Stein & Co., Wien

Printed in Austria

ISBN 3-216-30282-2